AF455080

Th. Lewis
Professeur à l'École de Médecine de Londres.

Les Désordres cliniques du Battement du Cœur

Traduit de l'anglais par le Dr C. CHAUVET

PRÉFACE DE M. LE PROFESSEUR J. TEISSIER

Avec 47 figures dans le texte.

LIBRAIRIE FÉLIX ALCAN.

LES DÉSORDRES CLINIQUES

DU

BATTEMENT DU CŒUR

LIBRAIRIE FÉLIX ALCAN

AUTRES OUVRAGES SUR LE CŒUR

CYON (E. de). — **Les nerfs du cœur**. *Anatomie et physiologie.* Avec une préface sur *les rapports de la médecine avec la physiologie et la bactériologie*. 1 vol. gr. in-8, avec 45 fig. . 6 fr.

LAGRANGE (Fernand), lauréat de l'Académie des sciences et de l'Académie de médecine. — **Le traitement des affections du cœur par l'exercice et le mouvement**. 1 vol. in-8, avec fig. et une carte coloriée . . . . 6 fr.

MACKENSIE (J.), membre du Collège royal des médecins. — **Les maladies du cœur**. Traduit sur la 2e édition anglaise par le Dr G. Françon, médecin consultant à Aix-les-Bains. Préface du Dr H. Vaquez, professeur agrégé à la Faculté de médecine, médecin des hôpitaux de Paris. 1 vol. gr. in-8, avec 280 fig. dans le texte et hors texte . . . . 15 fr.

SIMON (P.), professeur à la Faculté de médecine de Nancy. — **Manuel d'auscultation et de percussion**. 1 vol. in-12 de la *Collection médicale*, cart. à l'angl. . . . . 4 fr.

TERRIER (Profr Félix), membre de l'Académie de médecine, chirurgien de l'Hôpital de la Pitié, et REYMOND (E.), ancien interne des Hôpitaux de Paris. — **Chirurgie du cœur et du péricarde**. 1 vol. in-12 de la *Collection médicale*, cart. à l'angl.. . . . . 3 fr.

LES DÉSORDRES CLINIQUES

DU

BATTEMENT DU CŒUR

PAR

TH. LEWIS

Professeur à l'École de Médecine de Londres.

TRADUIT DE L'ANGLAIS

PAR LE Dr C. CHAUVET

Médecin consultant à Royat.

PRÉFACE DE M. LE PROF. TEISSIER, DE LYON

AVEC 47 GRAPHIQUES DANS LE TEXTE

PARIS

LIBRAIRIE FÉLIX ALCAN

108, BOULEVARD SAINT-GERMAIN, 108

1913

PRÉFACE

DU PROFESSEUR J. TEISSIER

C'est une idée particulièrement heureuse, qui a conduit le Dr C. Chauvet à nous donner cette traduction de l'œuvre si originale et si claire — extraite d'un traité magistral complet —, et que l'éminent cardiologue anglais Th. Lewis a rédigée à l'usage des étudiants et des praticiens, l'intitulant modestement lui-même « un petit manuel » destiné à fournir aux médecins quelques renseignements sur les faits nouveaux relatifs au diagnostic des maladies du cœur, comme sur les conclusions pratiques qu'ils en pourront tirer, quand ils se trouveront aux prises avec elles.

D'aucuns se demanderont peut-être si des raisons suffisantes d'opportunité justifiaient cette publication dans notre pays de France, qui a fourni tant de grands médecins auxquels la cardiologie moderne doit ses plus importantes découvertes : les Senac, les Corvisart, les Laennec, les Bouillaud et les Potain dans le domaine clinique, les Chauveau, les Marey, les François-Franck dans le domaine de la physiologie et de la thérapeutique expérimentale?

La réponse est aisée : dans ces dernières années des faits imprévus se sont produits qui sont venus compléter les recherches de ces illustres devanciers, et jeter un jour insoupçonné sur certains désordres dont l'origine restait infiniment obscure. Toute l'histoire des arythmies avec le mécanisme de la contraction ventriculaire a été remise sur le chantier ; et des découvertes de Tawara et de His, comme des conceptions de Mackensie sur les excitations nodales, ou des expériences récentes d'Engelmann et d'Henrijean sur les propriétés du pneumo-gastrique, *est née une pathogénie nouvelle*, avec laquelle il est nécessaire de se familiariser si l'on veut faire une médication rationnelle s'adaptant rigoureusement à l'idée même du mécanisme et de la nature du trouble constaté.

Sans compter que la méthode graphique créée chez nous par Chauveau et Marey, et appliquée avec tant de bonheur à l'interprétation des faits cliniques par Potain, s'est enrichie, avec les notations photographiques de l'électro-cardiographe d'Einthowen, de procédés nouveaux particulièrement sûrs, mais qui viennent encore compliquer bien des questions, remettre en discussion bien des problèmes, susciter des interprétations nouvelles, ou provoquer des solutions inattendues.

Sans doute nous possédons dans nos traités classiques, dans l'œuvre des Barié, des Merklen et des Heitz, des guides précieux et des instruments de vulgarisation tout particulièrement estimables ; comme nous trouvons dans l'ouvrage si documenté de Vaquez une étude infiniment complète et fouillée des « arythmies ».

Mais pareilles publications nécessitent déjà, pour être bien assimilées et comprises, une initiation préalable et de longues heures d'application recueillie. Et malheureusement le temps qui, à notre époque, s'écoule si rapide et si rempli, avec ces transformations incessantes de la science et cette nécessité croissante de connaissances quasi encyclopédiques, ne permet pas à l'étudiant de s'appesantir longtemps sur les mêmes études, comme il interdit au praticien, au milieu des obligations impérieuses de son labeur quotidien, les lectures soutenues.

C'est à ce point de vue surtout que l'excellent petit livre du D[r] Th. Lewis semble bien avoir son utilité immédiate et combler très heureusement une lacune. Dans sa concision remarquable, avec ses schémas d'une simplicité frappante et partant si suggestifs ; avec des descriptions taillées à grands traits, son souci constant d'identifier d'une façon rigoureuse les troubles journellement observés, et de les rattacher à leur véritable cause, sans que le praticien soit obligé de recourir à des méthodes graphiques compliquées, ce manuel destiné à l'étudiant, mais où nous trouverons tous à apprendre, ne saurait manquer d'atteindre son but, ni d'être accueilli avec faveur. Personnellement sa lecture nous a été particulièrement instructive, et c'est avec le plus vif intérêt que notre attention s'est fixée sur les chapitres traitant du heart block partiel ou total, des contractions prématurées et du pouls alternant.

Préparé par une expérience déjà ancienne, familiarisé par sa longue pratique des eaux de Royat, avec la majeure partie des cardiopathies non valvulaires, dont l'arythmie est une des manifestations habituelles, mieux placé que personne pour saisir avec sûreté la pensée de l'auteur et en traduire exactement les termes, le Dr Chauvet était particulièrement qualifié pour mener à bien sa tâche délicate.

Pareil labeur, sous son aspect modeste, est infiniment méritoire, mais l'œuvre portera ses fruits, et son succès sera, pour le très distingué traducteur de Th. Lewis, une bien légitime récompense.

Professeur J. Teissier.

PRÉFACE DE L'AUTEUR

La plupart des praticiens savent qu'un chapitre nouveau et intéressant est venu s'ajouter ces dernières années à ce que nous savions déjà du mécanisme du battement cardiaque. C'est à l'emploi de méthodes graphiques précises que nous sommes redevables de ces nouvelles données. Ceux qui se sont occupés de l'étude du cœur et de ses altérations au moyen d'instruments spéciaux se rendent parfaitement compte du lourd labeur imposé à l'étudiant ou au praticien qui veut se tenir au courant de cette question.

On nous demande souvent : cette connaissance des nouvelles méthodes est-elle indispensable ou utile dans la pratique journalière? L'étude graphique des affections du cœur n'est qu'un des nombreux sujets cliniques et pathologiques qui ont progressé ces dernières années. Si un médecin ne doit pas négliger les progrès d'une question qui l'intéresse, il ne faut pas non plus qu'il poursuive trop loin l'étude d'une branche des sciences médicales au détriment des autres. Une connaissance universelle et détaillée de la science médicale telle qu'elle existe aujourd'hui n'est plus possible, mais il est à désirer que tous les praticiens connaissent les nouvelles données scientifiques et sachent quelle peut être leur influence sur le traitement des maladies courantes.

Si l'on me demande s'il est nécessaire qu'un médecin qui fait de la pratique générale sache parfaitement enregistrer les mouvements des diverses cavités du cœur, je suis tenté de répondre que, pour arriver à manipuler habilement les instruments, et à posséder l'expérience nécessaire pour obtenir des tracés et les interpréter exactement, il faut une trop grande dépense de temps et de travail étant donné le bénéfice que le praticien ou les malades pourront en retirer. Ma réponse est dictée par l'opinion que j'ai, que la plupart des troubles du mécanisme cardiaque que l'on rencontre dans la pratique journalière peuvent être identifiés par des moyens plus simples.

Telles sont les réflexions qui m'ont engagé à offrir aux médecins un petit manuel qui, je crois, peut leur fournir des renseignements sur les faits nouveaux et les conclusions à en tirer et qui leur rendra grand service au lit du malade.

Je n'ai donné à peu près que la reproduction des tracés qui expliquent ce que l'on peut voir et sentir, car beaucoup de désordres du cœur peuvent être reconnus par la vue et le toucher quand ces sens sont aidés de l'oreille. Un appareil peut être employé dans les cas douteux et difficiles pour compléter les observations. La plupart des médecins connaissent probablement le sphygmographe de Dudgeon dont je me suis servi. Muni de bandes élastiques pour le fixer et autant que possible d'un chronographe, il permet d'avoir facilement une courte bande d'un tracé radial. Ce tracé seul mettra ordinairement l'observateur en possession de données suffisantes pour analyser les perturbations ordinaires du battement du cœur. L'emploi du sphygmographe donne plus d'exactitude, cependant, comme j'espère le montrer, on peut faire beaucoup sans y avoir recours.

Dans les chapitres qui suivent, je n'ai pas essayé de présenter au lecteur les faits[1] sur lesquels repose le diagnostic des divers désordres cardiaques. Je me suis borné à indiquer les signes physiques qui servent à identifier ces désordres sans appliquer des méthodes plus précises.

Chez un malade donné, fixer la nature du mécanisme cardiaque a, comme nous le verrons, une double importance. C'est très utile pour expliquer les autres signes physiques surtout ceux de l'auscultation. Cela a une influence sérieuse sur l'attitude à

1. L'exposé de ces faits peut se trouver si on le désire dans ma récente publication : *The Mecanism of the Heart Beat*, publié par MM. Shaw and Sons, London.

prendre vis-à-vis du malade, c'est un guide pour le pronostic et le traitement. Reconnaître le mécanisme est, comme l'expérience l'a souvent montré, une des premières choses essentielles dans le traitement des maladies du cœur.

Ces faits nouveaux que l'on trouvera dans les chapitres suivants ont été rassemblés pendant la durée d'une Beit Memorial Fellowship dont je dois remercier les administrateurs. Pour que le lecteur bénéficie d'une plus complète expérience, je n'ai pas hésité à me servir des ouvrages publiés sur le même sujet par d'autres auteurs. C'est un plaisir pour moi de reconnaître la bienveillance de mon collègue et ami le Dr T. R. Elliott pour sa critique des chapitres et pour le soin qu'il a mis à revoir les épreuves. Je suis reconnaissant à tous mes collègues de University College Hospital pour la générosité avec laquelle ils ont mis à ma disposition leurs observations.

TH. LEWIS.

Décembre 1911.

LES DÉSORDRES CLINIQUES

DU

BATTEMENT DU CŒUR

CHAPITRE PREMIER

COMMENT PEUT-ON RECONNAITRE ET IDENTIFIER LES DÉSORDRES DU MÉCANISME CARDIAQUE ?

Il me semble bon, en commençant ce livre, de faire connaître à mes lecteurs la disposition générale des matières qui y sont contenues.

Les cliniciens s'intéressent ordinairement à un phénomène particulier plutôt en l'observant qu'en lisant ce qu'on a écrit à ce propos ; je commence donc le premier chapitre par une description générale des principales modifications de la fréquence, de la succession des battements du pouls et du cœur telles qu'elles sont senties, vues ou entendues par tous les praticiens. Je prends certains signes physiques communs et bien connus, tels qu'on les note au lit du malade et je traduis ces signes en termes de mécanique sans essayer de décrire leur mode de production et sans parler de leur valeur pronostique ou thérapeutique. J'étudierai six formes de désordre cardiaque et les décrirai sous les titres suivants :

1° *Arythmie sinusale ;*

2° *Heart-block*[1] *;*

3° *Contractions prématurées ;*

4° *Tachycardie paroxystique ;*

5° *Fibrillation auriculaire ;*

6° *Pouls alternant.*

Il peut y avoir quelques personnes auxquelles ces expressions ne sont pas encore familières ou pour qui leur signification est encore obscure.

Je m'efforcerai donc tout d'abord de leur donner une idée préliminaire de la signification de ces expressions, idée qui, je l'espère, étant donnée leur expérience acquise, peut les satisfaire. Je le fais en citant des exemples clairs de phénomènes sur lesquels je reviendrai forcément plus tard.

Si nous tâtons le pouls d'un jeune adulte en

1. J'emploie le mot anglais au lieu de sa traduction littérale « Bloquage du cœur », parce qu'il a passé dans le langage médical et est plus employé par les auteurs français que sa traduction. (Note du traducteur.)

inspiration profonde ou mieux encore quand nous sentons le cœur d'un chien battre contre la paroi thoracique, nous constatons une irrégularité périodique des pulsations qui suit les phases de la respiration. Je cite ce trouble cardiaque comme un exemple caractéristique de l'*arythmie sinusale* ou arythmie intéressant le cœur dans sa totalité.

Chez beaucoup de malades dont les pulsations radiales et les battements du cœur sont réguliers pendant de longues périodes, on trouve parfois une perturbation isolée. Le *pouls* est intermittent, par intervalles il manque une pulsation. Si on examine le *cœur* on trouve à ce moment qu'une contraction du ventricule a lieu avant le moment où aurait dû se produire le battement rythmique et que cette contraction précoce est suivie d'une pause plus longue que d'habitude. Je cite ce trouble comme un exemple simple de ce que je décrirai plus loin sous le nom de *contraction prématurée* que l'on désignait auparavant sous le nom d'extra-systole.

Si dans un cas analogue, où le pouls manque parfois, on trouve que la contraction ventriculaire manque aussi, qu'en auscultant à la pointe on n'entende pas de bruit anormal, que le cœur reste silencieux pendant toute la pause, cela indique un autre état, à savoir le *heart block*. Mais pour ne pas créer tout de suite une confusion je dois ajouter que le heart block se manifeste de beaucoup d'autres manières, mais jamais d'une manière plus en contraste avec l'exemple donné que quand il amène un pouls régulier d'une lenteur remarquable.

La *tachycardie paroxystique* est une expression probablement connue de tous, mais je ne l'emploie que dans un sens restreint et seulement pour les cas dans lesquels il y a une accélération absolument brusque des battements du cœur se terminant d'une manière également brusque, cette accélération se répétant de temps en temps.

Quand un malade qui a du rétrécissement mitral arrive à la période d'insuffisance cardiaque, il présente non seulement des épanchements, de l'engorgement veineux et de la cyanose, mais aussi un cœur rapide extrêmement désordonné, sans aucun rythme. C'est un exemple caractéristique de *Fibrillation auriculaire*.

Enfin si, dans un cas de maladie rénale ou

d'artério-sclérose, il y a de l'hypertension, peut-être de la respiration Cheyne Stockes, si le pouls est régulier comme rythme mais variable comme force, c'est-à-dire s'il y a alternativement un battement fort et un battement faible, nous avons devant nous un exemple de *Pouls alternant*.

C'est de propos délibéré que j'ai choisi ces exemples parce qu'ils sont clairs ; mais les nombreuses formes de ces troubles ne sont pas aussi nettement différenciées. S'il en était ainsi ma tâche serait simple. Les exemples sont bien nets et, par suite, permettent de se faire une idée préliminaire de la signification à donner à mes expressions. C'est avec ces expressions que je traduirai en principe les signes physiques plus communs, et cela pour fournir à l'étudiant ou au praticien un guide immédiat qui leur fera comprendre le mécanisme dont il s'agit. Mais comme cette description préliminaire est insuffisante, elle sera complétée par une étude détaillée de chaque forme de ces troubles dans les chapitres suivants où l'on trouvera un exposé de la pathologie du pronostic et du traitement.

Considérations préliminaires

Age et fréquence. — Les premiers guides pour identifier le mécanisme d'un trouble du cœur sont l'âge du malade chez lequel on l'observe et le degré de fréquence des irrégularités aux différents âges.

Une irrégularité du cœur ou du pouls avant la dixième année est presque toujours une irrégularité du sinus. Le heart-block peut se voir pendant les 10 premières années, mais c'est rare ; on a observé quelques contractions prématurées chez de tout jeunes enfants ; il y avait alors une grande augmentation de volume du cœur. L'âge le plus précoce où l'on a observé la fibrillation auriculaire est treize ans, elle est très rare avant dix-sept ans.

La fréquence relative des troubles du mécanisme cardiaque de l'adolescence à la vieillesse est, dans la pratique d'un hôpital général, approximativement la suivante :

Fibrillation auriculaire	41	p. 100
Contractions prématurées. . . .	34	—
Tachycardie paroxystique. . . .	10	—
Arythmie sinusale, heart-block et alternance du pouls chacune.	5	—

Quand il y a insuffisance cardiaque, 60 p. 100 au moins des cœurs irréguliers le sont parce que les oreillettes sont en fibrillation.

La fréquence des battements du cœur va nous fournir de nouvelles indications. *Quand le ventricule bat régulièrement* et que le nombre des battements est continuellement au-dessous de 35 à la minute, il y a probablement heart-block complet (voir chap. III) ; si, dans les mêmes conditions, ce nombre oscille de 40 à 50, on doit soupçonner un heart-block partiel. Une fréquence permanente à 130 et au-dessus doit toujours faire penser à la possibilité d'un paroxysme prolongé de tachycardie.

Si d'autre part, *le ventricule*[1] *bat irrégulièrement* et que le nombre des battements dépasse 120 à la minute, il y a probablement fibrillation de l'oreillette. Si ce chiffre augmente encore, la probabilité se rapproche de la certitude. Les cœurs irréguliers battant à 140 et plus ont presque toujours de la fibrillation auriculaire. Les contractions prématurées s'accompagnent très rarement de battements ventriculaires à 120

1. J'attire spécialement l'attention sur la distinction entre les irrégularités ventriculaires et les irrégularités du pouls qui ne marchent pas toujours ensemble.

et au-dessus. Les arythmies sinusales se tiennent à des chiffres au-dessous de 100, et quand on arrive aux chiffres de 50 et de 60 ces deux dernières formes d'irrégularité deviennent plus fréquentes. Dans le cas d'irrégularités avec un nombre de battements du cœur au voisinage de 100, certaines interventions comme l'exercice, la fièvre ou l'administration de belladone qui augmente le chiffre des battements ventriculaires, tendent à faire disparaître toutes ces irrégularités, excepté celle produite par la fibrillation auriculaire. Dans ce cas, le désordre du cœur persiste, souvent même il est augmenté.

Persistance de l'irrégularité. — La fibrillation auriculaire est ordinairement persistante et un examen fait d'une heure à l'autre, ou d'un jour à l'autre montre qu'elle existe toujours. Les autres irrégularités sont ordinairement passagères, on peut de temps en temps trouver le pouls régulier. Des périodes plus ou moins longues pendant lesquelles le cœur bat normalement peuvent survenir entre des périodes de trouble.

Types communs de désordres et leurs significations

Intermittences isolées du pouls. — Une pause accidentelle d'une certaine longueur qui interrompt un pouls d'ailleurs parfaitement régulier est due à une des deux causes suivantes[1] : 1° une contraction prématurée (cas fréquent) ou 2° un battement perdu, avorté par suite de blocage du cœur (rare). On les distingue facilement ; le battement prématuré est senti ou entendu à la pointe ; il donne naissance à un premier bruit précoce ou à un premier et à un second bruit. Dans le block le cœur est silencieux et sans mouvement pendant la pause.

Battements couplés. — Si les battements *ventriculaires* sont couplés et les couples également espacés[2], ils sont le résultat de l'un des deux mécanismes ; dans un cas les battements alter-

1. Une pause expiratoire prolongée d'une arythmie respiratoire peut, à un examen rapide, être prise pour une intermittence.

2. Parfois les pauses qui suivent les paires de battements ne sont pas de longueur uniforme. L'irrégularité est alors complexe ; elle est due à la fibrillation auriculaire à laquelle s'ajoutent des battements prématurés. Quand cela survient, le malade est ordinairement sous l'influence de doses excessives de digitale.

nés du rythme normal ont été remplacés par des contractions prématurées — auquel cas le second battement du couple est faible, et n'arrive pas au poignet. — Dans l'autre, chaque troisième contraction ventriculaire a été perdue, il y a heart-block. Si les battements *du pouls* sont couplés (*pulsus bigeminus*) il reste une troisième possibilité, le couplage peut être dû à la production de battements du cœur prématurés qui remplacent chaque troisième battement rythmique. Dans ce cas, le battement prématuré sera senti à la pointe bien qu'il n'arrive pas au poignet.

Battements par trois. — On en reconnaît la cause en suivant les mêmes règles. Le triplement à la pointe est dû aux contractions prématurées qui remplacent chaque troisième battement rythmique ou au heart block dans lequel chaque quatrième contraction ventriculaire a été perdue. Le triplement au pouls (*pulsus trigeminus*) peut être dû à une troisième cause, c'est-à-dire à des battements prématurés remplaçant chaque quatrième battement rythmique, le battement précoce n'arrivant pas au poignet.

Chiffre du pouls réduit de moitié. — Quand le ventricule bat à deux fois le chiffre du pouls, ce trouble est dû dans tous les cas, sauf de très rares exceptions, à des contractures prématurées. On sait que l'alternance du pouls peut produire ce phénomène, les battements faibles alternés n'atteignant pas le poignet, mais c'est très rare et autant que je sache très passager. On distingue facilement les deux cas, car dans le premier les battements ventriculaires sont couplés, tandis que dans le second ils sont réguliers.

Quand on trouve simultanément une subite et exacte réduction de moitié du chiffre du pouls et du chiffre ventriculaire, ce désordre est produit par le heart block.

Un *pouls d'une grande irrégularité* dans lequel il y a un mélange de fortes pulsations avec des séries soudaines de battements presque imperceptibles dont la longueur des pauses varie constamment est produit par la fibrillation auriculaire.

Un *léger degré d'irrégularité* qui persiste, qui n'a pas de rapport avec la respiration même profonde, et dans lequel il n'y a pas une succession de phénomènes que l'on puisse fixer, est aussi dû dans la plupart des cas à la fibrillation auriculaire. La même irrégularité qui a des rapports avec la respiration est une arythmie sinusale.

Dans les paragraphes précédents on a indiqué brièvement le procédé à suivre au lit du malade, et la connaissance de quelques règles que j'ai données permettra au praticien de reconnaître un grand nombre des désordres du cœur qu'il peut rencontrer. Mais si le lecteur est dans le doute ou s'il veut des renseignements plus complets pour ce qui est de la disposition des battements, de leur mode de production, du traitement des cas où l'on trouve ces désordres, il peut se reporter aux descriptions plus détaillées contenues dans les chapitres suivants.

CHAPITRE II

IRRÉGULARITÉS DU SINUS

Définition

Irrégularités du cœur produites par des obstacles aux incitations rythmiques, obstacles siégeant au lieu même de leur production.

Nature des troubles du sinus

Dans une étude des irrégularités du sinus, les nerfs du cœur dans leurs rapports avec les troubles du rythme jouent un rôle important. J'insiste cependant sur ce point, à savoir que nous n'avons à nous occuper ni des fonctions des ganglions intrinsèques du cœur, ni des troncs nerveux sympathiques. Comme nous ne savons rien ou peu de chose sur le rôle qu'ils jouent dans la maladie, toute théorie qui attribue un trouble du cœur à une perversion de leurs fonctions n'a aucune signification pratique. Nous connaissons mieux, mais incomplètement cependant le nerf vague et ses rapports avec la pathologie ; mes remarques sur les nerfs cardiaques se borneront par suite à ce nerf.

Le battement complet du cœur normal consiste en une contraction de ses cavités dans un ordre régulier. L'onde de contraction naît dans une petite masse de tissu nouvellement découverte, le *nœud sino-auriculaire* (fig. 1) situé dans l'extrémité supérieure et antérieure du *Sulcus terminalis*. Le *Sulcus terminalis* va, comme on le sait, de l'union de l'appendice auriculaire droit et de la veine cave supérieure, vers la veine cave inférieure (voy. fig. 1). Le tissu de ce nœud consiste en un réseau spécialisé de cellules musculaires, richement pourvues de fibres nerveuses provenant des nerfs du cœur qui pénètrent dans cette région, il est donc situé à l'embouchure de la veine cave supérieure et enchâssé dans l'oreillette droite.

La contraction qui commence dans son voisinage se répand dans les parois des deux oreillettes et est transmise aux ventricules par une bande spéciale de tissu qui sera décrite plus tard. Le rythme régulier de tout le cœur a son origine dans ce nœud qui, par suite, a reçu le nom de *régulateur* du cœur (pacemaker). Dans le cœur adulte normal il émet des ondes de contraction (incitations) 72 en moyenne à la minute

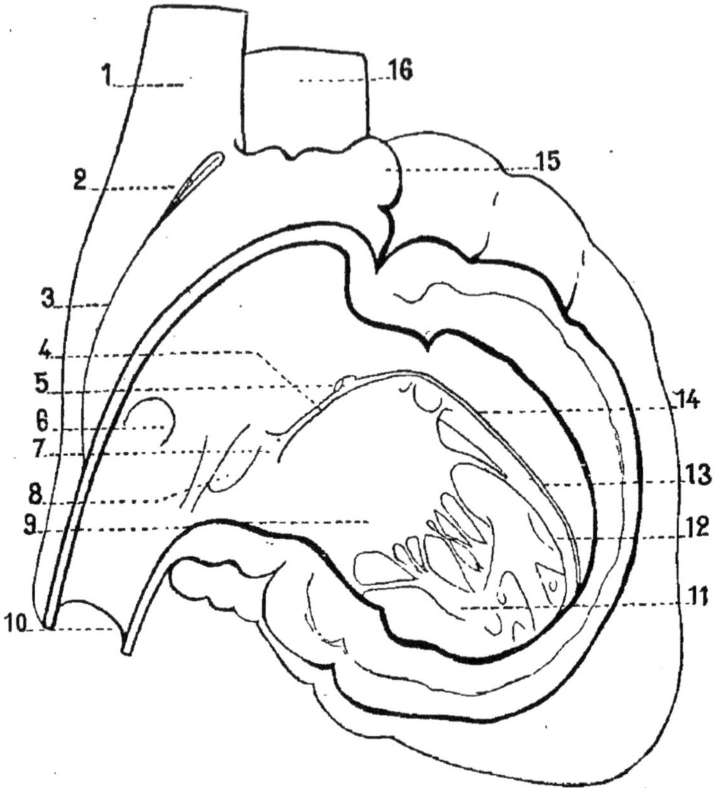

Fig. 1. — Diagramme du cœur humain (d'après Koch modifié). Les parois de la veine cave inférieure, l'oreillette droite et le ventricule droit ont été partiellement enlevés pour montrer les cloisons. La situation du nœud sino-auriculaire où commence le battement de cœur est indiquée comme le sont aussi la situation du nœud auriculo-ventriculaire et le trajet du tronc auriculo-ventriculaire ainsi que de ses branches. Ce sont ces derniers tissus qui conduisent l'onde de contraction de l'oreillette au ventricule.

1. Veine cave supérieure. — 2. Nœud sino-auriculaire. — 3. Sulcus terminalis. — 4. Faisceau auriculo-ventriculaire. — 5. Branche gauche. — 6. Trou ovale. — 7. Nœud auriculo-ventriculaire. — 8. Sinus coronaire. — 9. Valvule tricuspide. — 10, Veine cave inférieure. — 11. Muscle papillaire. — 12. Cordon modérateur. — 13, 14. Branche droite. — 15. Appendice droit. — 16, aorte.

et les battements isolés étant également espacés,

les systoles se suivent les unes les autres dans un ordre régulier, c'est le rythme. Le régulateur est sous le contrôle des nerfs vagues ou nerfs inhibiteurs du cœur qui exercent normalement une influence restrictive sur le centre produisant cette excitation. La destruction de ces nerfs, plus spécialement du côté droit ou l'administration d'atropine qui paralyse ses terminaisons nerveuses dans le cœur augmentent la fréquence des battements. Chez l'homme, la limite probable à laquelle le nombre de battements peut s'élever par suite de la destruction de ces nerfs et de 150 à 160 à la minute.

Chez beaucoup de sujets, et dans des conditions spéciales, le nerf vague produit une inhibition exagérée soit d'une façon persistante, soit rythmiquement. Son influence a, par suite, pour résultat soit un ralentissement uniforme du pouls, soit une augmentation et une diminution de la fréquence du cœur. Occupons-nous d'abord du ralentissement uniforme, car c'est un sujet dont nous parlerons peu dans ces leçons. Le ralentissement prononcé de tout le cœur est relativement rare ; les ralentissements moins marqués, dont le plus grand nombre est probablement d'origine nerveuse (nerf vague), ralentissements à 50 ou 60 battements, à la minute, ne sont pas rares et sont surtout associées avec l'hypertension, la grossesse, la jaunisse, le rétrécissement aortique, la convalescence des maladies fébriles aiguës et plus rarement avec d'autres états. Le ralentissement du pouls à ce degré n'a pas grande signification; il n'est pas rare de le trouver chez des sujets jouissant d'une parfaite santé, et dont le nombre de pulsations oscille habituellement dans ces limites.

Les troubles périodiques ou variables qui influencent le rythme du cœur à sa source et produisent une arythmie plus ou moins prononcée sont de plus grande importance, il nous suffira cependant de décrire les formes plus fréquentes de ces irrégularités.

Dans la figure 2 on donne un diagramme d'une arythmie sinusale caractéristique. Je donnerai dans les chapitres suivants des diagrammes faits de la même façon. La figure est arrangée de manière à ce que chaque rectangle noir étroit (O) représente un battement coordonné isolé de l'oreillette et que chaque rectangle noir plus large (V) représente une contraction coordonnée du ventricule. Quand une contraction auriculaire est suivie d'une réponse ventriculaire, on tire une ligne oblique réunissant les rectangles correspondants.

L'obliquité des lignes minces indique l'intervalle de temps entre les contractions de l'oreillette et celles du ventricule. Tous ces diagrammes se lisent de gauche à droite. Dans

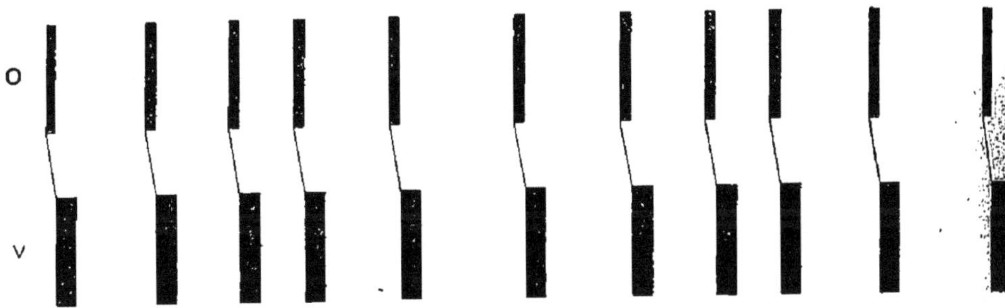

Fig. 2. — Représentation diagrammatique du cœur atteint d'arythmie sinusale.

Les contractions de l'oreillette et des ventricules sont représentées par des rectangles minces et plus larges O et V respectivement. L'oreillette se contracte au commencement de chaque cycle et envoie son incitation, indiquée par une ligne oblique, au ventricule qui répond. L'irrégularité consiste en une croissance et une décroissance de la fréquence auxquelles participent l'oreillette et le ventricule.

le présent exemple, irrégularité sinusale, tout le cœur est intéressé, chaque contraction ventriculaire est précédée d'une systole auriculaire à l'intervalle habituel. L'irrégularité consiste en une augmentation et une diminution graduelle de la fréquence auriculaire qui se répète périodiquement et qui est reproduite exactement par le ventricule.

Irrégularités respiratoires

On sait que les jeunes gens présentent une irrégularité très appréciable du cœur et du pouls quand ils respirent profondément (fig. 3). Le pouls s'accélère quand la poitrine se dilate et se ralentit quand elle se vide. Chez les adultes de

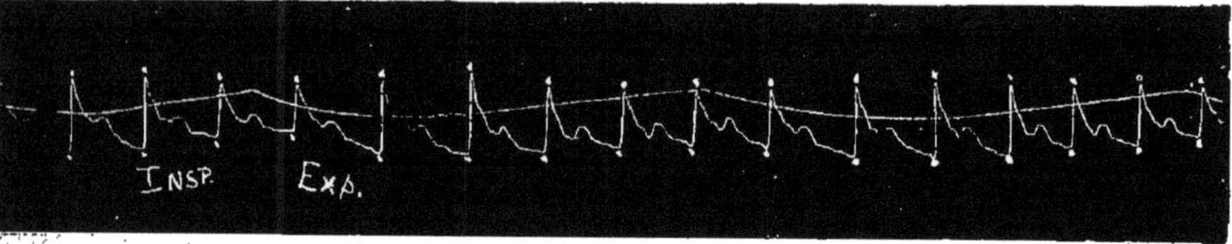

Fig. 3. — Tracé sphygmographique d'un sujet normal respirant profondément. Il y a une augmentation de la fréquence du pouls pendant l'inspiration et une diminution pendant l'expiration.

tout âge il n'y a pas de variation de la fréquence du pouls que le doigt puisse sentir quand *la respiration est naturelle.* Au contraire, il n'est pas rare de trouver chez les jeunes enfants une irrégularité respiratoire du pouls, naturelle et caractérisée principalement par une ou plusieurs longues pauses pendant l'expiration (fig. 4 et 5). Cette irrégularité est parfois suffisamment marquée pour attirer immédiatement l'attention.

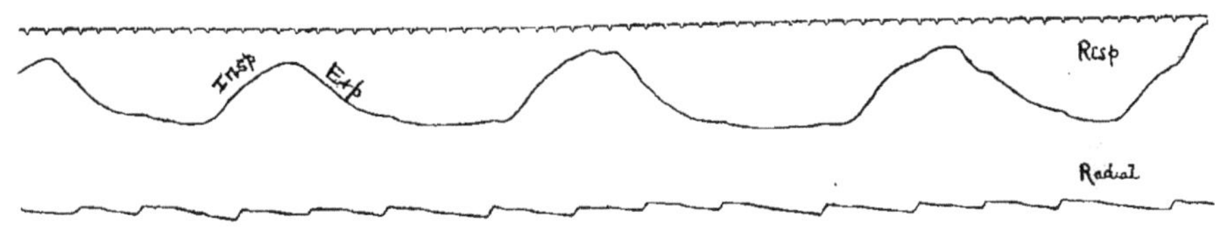

Fig. 4. — Tracé d'une irrégularité du pouls qui se reproduit à chaque cycle complet de la respiration normale.

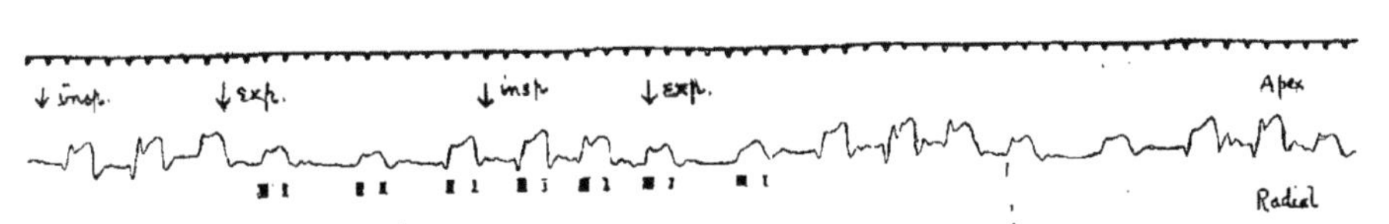

Fig. 5. — Tracés du battement de la pointe du cœur et de l'artère radiale montrant une augmentation et une diminution périodique de la fréquence du pouls avec chaque cycle respiratoire. Les commencements de l'inspiration et de l'expiration sont indiqués par des flèches. Les bruits du cœur qui sont représentés diagrammatiquement marchent parallèlement avec les battements ventriculaires. — *Apex :* pointe du cœur.

On trouve fréquemment à l'âge de la puberté une irrégularité d'un genre très analogue, on peut la voir chez l'adulte, mais dans de rares occasions (la fig. 6 montre un exemple frappant de cette dernière).

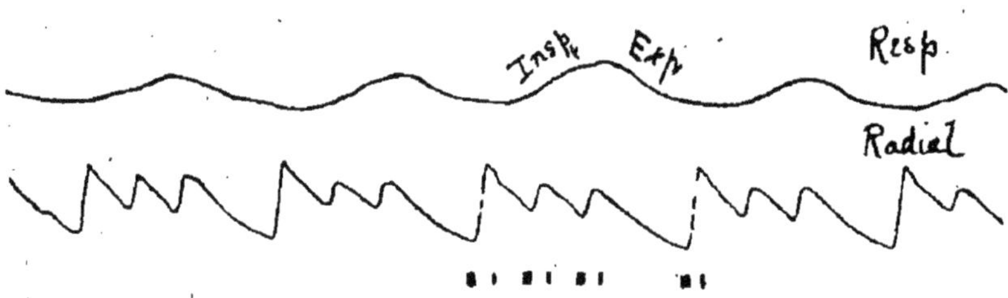

Fig. 6. — Grande arythmie sinusale ; une longue pause accompagne chaque expiration. Dans cette figure, comme dans les figures analogues, la ligne supérieure représente le temps en cinquièmes de seconde.

Toutes ces irrégularités proviennent du nerf vague.

IRRÉGULARITÉS SINUSALES QUI N'ONT PAS DE RAPPORT AVEC LA RESPIRATION

Bien que les irrégularités du rythme cardiaque dépendantes du nerf vague présentent généralement un rapport avec la respiration, on peut cependant voir survenir des troubles ayant une origine semblable sans association entre eux et les différents actes de la respiration. Ces désordres du mécanisme cardiaque se divisent en trois catégories principales. Ce sont : 1° cessation subite et prolongée du battement de tout le cœur, état si rare qu'il suffit de le signaler en passant dans cette revue générale ; 2° variation phasique du rythme du pouls dans laquelle il survient un ralentissement et consécutivement une accélération graduelle de tout le cœur. Ce changement dure 10, 15 secondes ou plus et peut, soit se répéter régulièrement, soit revenir de temps en temps ; il est associé avec l'administration de fortes doses de médicaments du groupe digitale, mais on peut le voir aussi en dehors de ce cas (fig. 7), c'est un type relativement rare d'irrégularité ; 3° une irrégularité du cœur entier, de faible degré, dans laquelle des pauses plus courtes et plus longues sont mélangées indistinctement. Elle n'est pas rare et est presque toujours combinée avec une réduction générale de la fréquence du pouls. On peut la trouver chez des enfants tout jeunes et paraissant en bonne santé (fig. 8) ; on la trouve aussi chez de jeunes adultes qui ne présentent pas d'autres signes

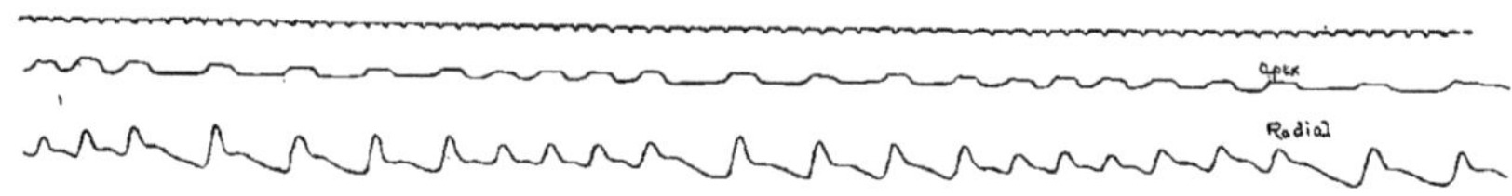

Fig. 7. — Irrégularité périodique du cœur d'origine sinusale qui ne présente pas de rapport avec la respiration. Arrêt de la respiration. — *Apex :* pointe du cœur.

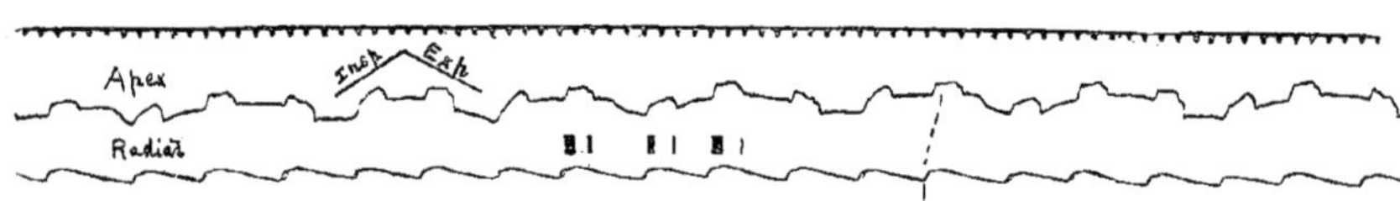

Fig. 8. — Légère irrégularité du pouls chez un enfant. L'irrégularité n'a pas de relation constante avec les actes respiratoires quand ils sont naturels, mais devient purement respiratoire quand la respiration devient profonde. C'est une irrégularité sinusale. — *Apex :* pointe du cœur.

cardiaques. Elle est surtout fréquente chez des malades qui ont une affection rhumatismale du cœur et qui sont sous l'influence de la digitale. Cette irrégularité s'accentue quand le cœur se ralentit après une accélération produite par l'exercice.

Ces irrégularités sinusales, comme celles qui ont un rapport avec la respiration sont dues à des altérations du tonus du nerf vague.

Diagnostic des irrégularités sinusales

Les irrégularités du sinus se reconnaissent ordinairement avec facilité. On peut dire que la grande majorité des irrégularités du pouls qui surviennent avant la fin des dix premières années sont de ce genre, et la plupart de celles-ci sont respiratoires. Quand il y a un rapport bien net et fixe avec la respiration, il n'y a pas besoin d'autre preuve. Dans la plupart des cas d'irrégularité du sinus ce rapport existe, mais s'il est absent, on le voit paraître si la respiration devient plus profonde. Une croissance et une décroissance graduelles du chiffre du pouls sans être décisives doivent être regardées comme signe très probable de cette irrégularité.

Les battements de la radiale et les chocs de la pointe se correspondent. Les bruits du cœur sont simplement modifiés, suivant le moment où se produit la contraction ventriculaire. Les pulsations de la radiale sont pleines et les sommets des pulsations se maintiennent à une hauteur presque constante dans les tracés artériels (fig. 4, 5 et 8).

L'irrégularité disparaît pour toutes les raisons qui augmentent notablement la moyenne du pouls. Ainsi elle disparaît avec l'exercice, la fièvre, ou rapidement après l'administration d'atropine.

Pronostic des irrégularités sinusales

Les formes les plus communes de l'irrégularité sinusale (excepté la cessation subite et prolongée des battements cardiaques, et la véritable variation phasique de la fréquence du pouls) ont peu de valeur pronostique. On les trouve si souvent chez des malades qui ne présentent pas d'autres signes de troubles cardiaques, soit au premier examen, soit ultérieurement qu'on peut les regarder soit comme de légères exagérations d'un phénomène normal (irrégularité respiratoire), soit comme des preuves d'une instabilité légère et insignifiante de l'action nerveuse tonique inhibitrice[1]. Ces irrégularités n'ont de l'importance que parce qu'on peut les confondre avec d'autres formes d'irrégularité cardiaque. Elles ne doivent pas modifier les habitudes de leurs porteurs, elles n'exigent pas de mesures thérapeutiques spéciales.

1. Se produisant chez les enfants cette irrégularité a une réputation exagérée et pas enviable par suite de son rapport supposé avec la méningite tuberculeuse.

CHAPITRE III

HEART-BLOCK

Définition

Anomalie du mécanisme du cœur dans laquelle il y a un retard ou une absence de réponse du ventricule aux incitations (onde de contractions) auriculaires.

Nature du heart-block

A l'état normal l'excitation du ventricule dépend d'incitations qui lui viennent de l'oreillette se contractant régulièrement. Chaque systole auriculaire transmet une excitation au ventricule, cette excitation va de l'oreillette au ventricule en suivant une bande neuro-musculaire étroite : le faisceau auriculo-ventriculaire. Cette bande de tissu commence dans l'oreillette droite près du sinus coronaire et se dirige en avant et en bas vers le septum membraneux du ventricule (fig. 1) où elle se divise en deux branches principales de chaque côté dudit septum. Les branches principales se subdivisent et entrent en connexion avec la musculature ventriculaire par un réseau compliqué de fibres de Purkinje. La succession des contractions des cavités du cœur est représentée par le diagramme de la figure 9. Les rectangles noirs A et V représentent les systoles auriculaires et ventriculaires.

Si pour une raison quelconque la fonction des tissus unissant l'oreillette au ventricule est altérée, il y a un trouble dans la succession des contractions. Les degrés de cette perturbation chez l'homme sont très nombreux.

Il peut y avoir une simple prolongation de l'intervalle qui sépare les débuts des deux systoles auriculaire et ventriculaire. (Intervalle A*s*-V*s*). Ce défaut de conduction est indiqué dans la figure 10. Les lignes minces deviennent plus obliques dans le diagramme, il y a un vide entre la fin de la systole auriculaire et le début de la systole ventriculaire.

Quand le degré de heart-block est plus prononcé, le ventricule peut ne pas répondre aux incitations auriculaires. On dit alors que le battement est avorté, raté[1]. Cette forme de heart-block est rarement un phénomène simple, elle est presque toujours compliquée par des variations dans les longueur des intervalles As-Vs. On peut étudier dans la figure 11 le rapport

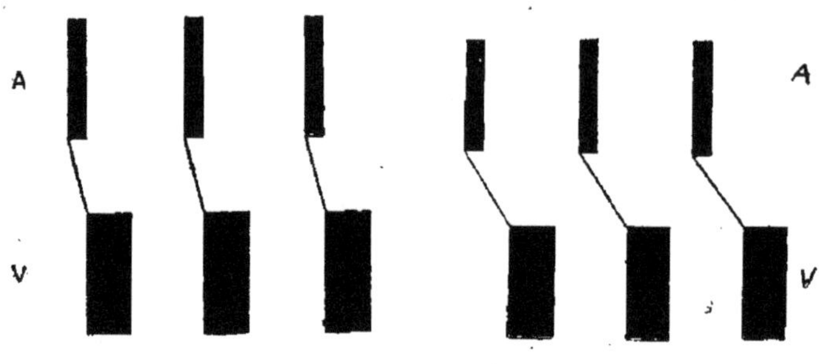

Fig. 9. Fig. 10.

Fig. 9. — Diagramme représentant le mouvement du cœur normal. L'oreillette se contracte d'abord et transmet une excitation (ligne oblique) au ventricule. Le ventricule répond et commence à se contracter immédiatement à la fin de la systole auriculaire.

Fig. 10. — Diagramme montrant le premier degré du heart-block. On voit un intervalle entre la fin de la contraction auriculaire et le commencement de la contraction ventriculaire. Il y a un retard de la transmission de l'excitation de l'oreillette au ventricule (indiqué par l'obliquité de la ligne qui joint les rectangles dans le diagramme).

existant entre les contractions des cavités. Un battement raté ou un silence ventriculaire amène une pause d'une longueur exceptionnelle qui rompt le rythme naturel du ventricule.

1. Cette expression m'a été fournie par un de mes clients automobiliste qui avait des intermittences du pouls et qui, employant le jargon du métier, me disait que de temps en temps il avait des *ratés* du cœur. (Note du traducteur.)

Quand il n'y a pas en même temps une variation dans les intervalles A*s*-V*s*, la longueur de la pause est nécessairement égale à celle de deux pulsations régulières. Malheureusement pour les interprétations c'est rarement le cas. Le battement raté est précédé d'une augmentation croissante des intervalles A*s*-V*s* qui précèdent (fig. 11, 1-2-3) de plus l'intervalle A*s*-V*s* qui suit le silence est généralement écourté (fig. 11, 4). Ces deux incidents abrègent la longue pause et par suite diminuent la perturbation du rythme ventriculaire Le mode exact de production de ces modifications a de l'importance et demande une étude plus serrée. Considérons les trois premiers intervalles A*s*-V*s* de la figure 11 : comme on le voit par l'obliquité des lignes, l'intervalle croît graduellement, mais croît d'une manière particulière.

L'augmentation du second intervalle sur le premier est plus grande que l'augmentation du troisième sur le second. Il en résulte une diminution de la période interventriculaire qui précède immédiatement le silence ventriculaire. *Le ventricule s'accélère en approchant du point de la perturbation.* Le raccourcissement de l'intervalle A*s*-V*s* qui suit la pause et sa prolongation subséquente produit une *accélération semblable du ventricule après la perturbation.* L'accélé-

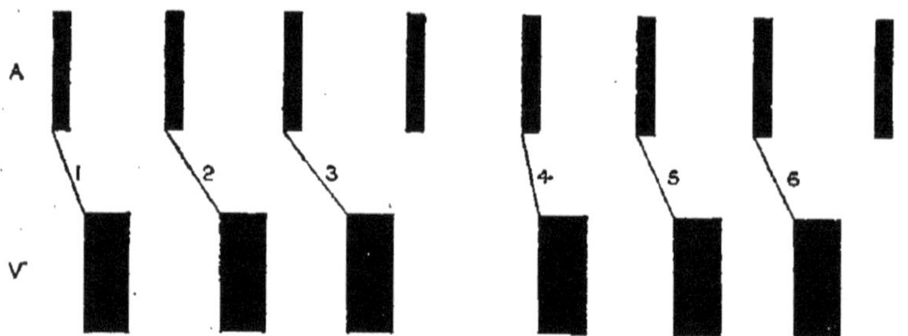

Fig. 11. — Le degré suivant de heart-block auquel on applique l'expression de battements ratés. Jusqu'au point où la perturbation principale arrive, les intervalles entre les contractions auriculaires et ventriculaires correspondantes s'accroissent. Les incitations vont plus difficilement au ventricule. La quatrième contraction auriculaire reste isolée et ne produit pas de réponse : une contraction ventriculaire est ratée. L'intervalle As-Vs qui suit la pause ventriculaire est court parce que les tissus se sont reposés, mais il croît de nouveau avec les cycles cardiaques suivants.

ration primitive et secondaire du rythme ventriculaire avant et après la perturbation nous

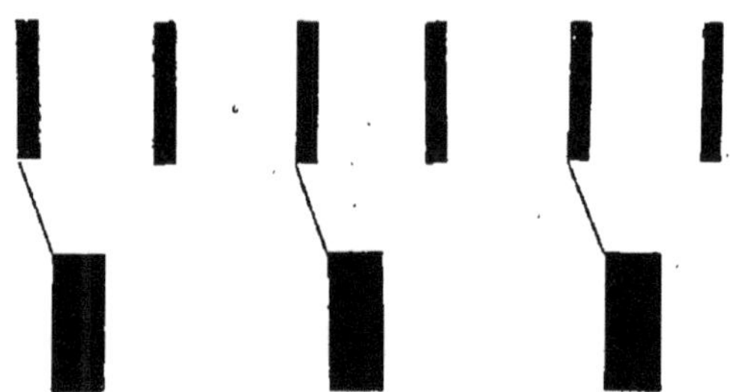

Fig. 12. — Diagramme d'un heart-block 2 : 1 dans lequel un battement ventriculaire sur deux est raté.

sera d'un grand secours pour reconnaître bien des cas de heart-block clinique.

Quand le degré du heart-block s'élève et que les silences ventriculaires deviennent plus fréquents, des rapports relativement simples s'établissent entre les nombres de battements auriculaires et ventriculaires. Quand le ventricule bat moitié moins souvent que l'oreillette parce que les incitations alternées sont inefficaces on dit alors qu'il y a heart-block 2 : 1 (fig. 12). On trouve parfois des rapports 3 : 1 et 4 : 1 dans lesquels chaque 3me ou 4me incitation auriculaire produit seule une réponse ventriculaire, mais c'est rare.

On donne le nom de heart-block partiel à tous les mécanismes qui viennent d'être étudiés.

On arrive au dernier degré du heart-block quand il n'y a plus d'incitations transmises au ventricule. Quand le fait se produit, le ventricule n'étant plus soumis à l'influence de l'oreillette, bat en réponse à une série lente et régulière d'incitations qu'il forme intrinsèquement. Dans le « heart-block complet » ou « dissociation » il y a deux rythmes complètement séparés. L'un a son point de départ dans l'oreillette et la dirige, l'autre a son origine dans le ventricule et le dirige. Le premier a une fréquence habituelle de 72 à la minute ou à peu près, le second de 30. Bien que tous deux soient réguliers les rythmes sont tout à fait indépendants (fig. 13) et les moments de production des systoles auricu-

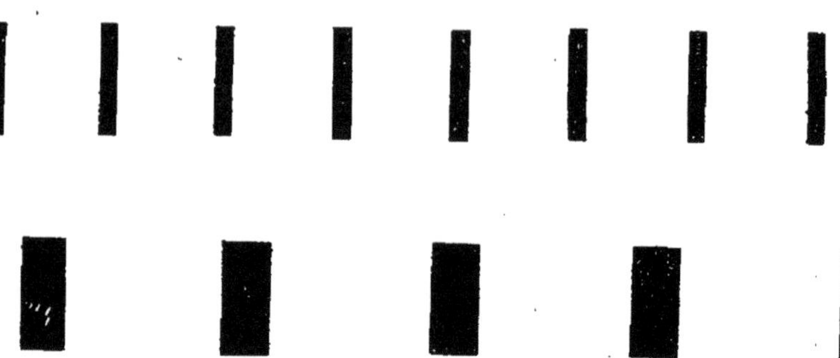

Fig. 13. — Diagramme de heart-block complet ou de dissociation. L'oreillette et le ventricule battent régulièrement mais avec des fréquences sans rapport entre elles. Les positions relatives des contractions auriculaire et ventriculaire sont très variables.

laires et ventriculaires n'ont entre eux que des rapports extrêmement variables.

Étiologie et associations morbides

Age. — Le heart-block peut se voir à tout âge, on l'a observé chez le nouveau-né et jusqu'à quatre-vingt ou quatre-vingt-dix ans. Les âges où on l'observe le plus souvent sont ceux où se montrent les maladies qui en sont la cause. Ainsi on le voit surtout chez les sujets dont le cœur a été lésé par le rhumatisme aigu ou la chorée ; les cas de ce genre s'observent entre dix et trente-cinq ans.

Les affections séniles expliquent un autre grand groupe de malades atteints de ce trouble cardiaque. Ceux-ci sont âgés. Mais les causes sont si variées qu'on l'observe à tout âge. Voici ma statistique :

Age.	10-20,	20-30,	30-40,	40-50,	50-60,	60-70,	70-80,	80-90
Cas.	7	6	3	5	2	3	4	1

Sexe. — Comme dans les autres troubles du mécanisme cardiaque, le heart-block est plus fréquent chez l'homme. Comme exemple je citerai ma statistique dans laquelle il y a 22 hommes et 9 femmes.

Hérédité. — On n'a cité qu'un exemple de plusieurs cas de heart-block dans la même famille, mais il n'a pas été prouvé. Il est très improbable que l'hérédité joue un rôle direct dans cette affection.

Rapports avec les maladies infectieuses. — Le heart-block est relativement fréquent dans le cours des maladies infectieuses, et parmi celles-ci je crois que le rhumatisme aigu tient la première place. Le trouble est ordinairement passager. Le rapport exact des affections rhumatismales avec les lésions inflammatoires aiguës et subaiguës du cœur est mal connu, mais il y a certainement une connexion entre les deux. On a cité un certain nombre de cas de heart-block dans le cours du rhumatisme aigu grave ou dans le cours des complications : endocardites et péricardites aiguës. Il est probable que l'infection du cœur est rarement limitée à sa couche interne ou externe ; on croit de plus en plus que la couche moyenne ou myocarde est aussi souvent intéressée. Mon expérience personnelle me porte à croire que le heart-block est très souvent, sinon toujours, un compagnon du rhumatisme aigu ou subaigu du cœur, car j'ai vu récemment plusieurs cas dans lesquels pendant le cours d'un rhumatisme aigu, intéressant les valvules, le péricarde, ou les deux à la fois, les malades présentaient des battements ratés ou du heart-block partiel à ses divers degrés. Dans d'autres cas, on a vu le heart-block passager pendant de courts accès fébriles chez des malades qui avaient eu auparavant du rhumatisme aigu. Il est certain qu'étant passager il échappe souvent.

Parmi les autres affections aiguës, il faut citer les suppurations graves, la diphtérie grave, l'influenza, la fièvre typhoïde et la pneumonie, bien qu'on ne reconnaisse pas encore la fréquence du heart-block dans ces cas. Une grande proportion des cas cités de heart-block *chronique* et de ceux que j'ai observés moi-même se divisent en deux groupes : l'affection est consécutive à une ou plusieurs attaques de rhumatisme aigu ou est le résultat direct de la syphilis. Quelle que soit son origine, rhumatismale ou syphilitique, le heart-block n'est généralement chez ces malades que l'expression d'une affection étendue du muscle cardiaque, bien que la lésion puisse être limitée aux tissus qui établissent la connexion fonctionnelle entre l'oreillette et le ventricule, ou tout au moins être plus marquée en ces mêmes points. Dans un quart des cas où l'on a pu faire l'examen de la lésion, il s'agissait de gommes. D'après ma statistique portant sur 31 cas, il y avait 4 fois infection vénérienne et 10 fois des antécédents directs de rhumatisme.

Le rapport du heart-block au rhumatisme dans les affections chroniques du cœur est particulier. Le heart-block est souvent somnolent ou bien n'est découvert que par les méthodes graphiques exactes. Il est souvent démasqué par l'administration de médicaments du groupe digitale, car ces poisons transforment des cas de faible degré en d'autres cas d'un degré plus élevé.

Rapports avec des processus dégénératifs chroniques d'origine plus obscure. — Un très grand nombre des cas publiés de heart-block ont été observés chez des sujets âgés et l'observation a montré que la lésion, cause du trouble, fait partie intégrante d'une altération plus ou moins étendue, soit du cœur lui-même, soit du cœur et de ses vaisseaux. Un certain nombre de lésions peuvent sans aucun doute être attribuées à la syphilis ou au rhumatisme, mais pour un bien plus grand nombre la cause est obscure. L'inflammation chronique, la dégénérescence fibreuse, l'atrophie, la dégénérescence calcaire ou graisseuse des tissus avec ou sans maladie des artères coronaires sont parmi les causes les plus fréquentes.

Heart-block par administration de digitale. — J'ai déjà dit qu'on pouvait faire paraître un heart-block latent dans les affections rhumatismales du cœur. Quand on donne de la digitale ou un médicament de la même famille, du strophantus, de la scille à doses toxiques à de jeunes malades qui ont des cœurs rhumatisants, il n'est pas rare d'en voir résulter des formes graves de block partiel. On sait d'ailleurs que dans la plupart des cas qui réagissent ainsi, il y avait un léger défaut de conduction des incitations de l'oreillette au ventricule, avant qu'on ait donné le médicament. Cet effet surajouté est probablement dû dans une certaine mesure à l'action de la digitale sur le pneumogastrique, car on peut le faire disparaître en partie par l'atropine.

En expérimentation, on peut produire un heart-block par excitation du vague. On a essayé d'établir un groupe clinique de heart-block par trouble de l'innervation. Jusqu'à présent il n'y a pas d'observation très nette d'un trouble même temporaire de ce caractère amené par excitations du pneumogastrique, bien que, comme je l'ai dit, une prédisposition puisse être exagérée par ce mécanisme. Si les formes graves d'un heart-block persistant sont jamais dues à un trouble de l'innervation (pneumogastrique), cette cause est si rare qu'on ne la voit presque jamais dans la pratique.

Anatomie pathologique. — C'est dans le faisceau principal où à son origine auriculaire qu'on a décrit la plupart des lésions causales du heart-block. Nous avons déjà parlé de la nature des lésions. On trouve le plus souvent des gommes, de l'inflammation chronique et les lésions concomitantes, la dégénérescence fibreuse et calcaire, l'atrophie. On a observé des exemples de tumeurs (fibromes, endothéliomes) intéressant ces tissus spéciaux.

Une ulcération envahissant le faisceau, une inflammation aiguë indiquée par un dépôt de leucocytes, une dégénérescence parenchymateuse du faisceau sont les lésions ordinaires que l'on trouve dans les cœurs touchés par les infections aiguës.

Signes du heart-block

Les désordres du mécanisme cardiaque causés par le heart-block à ses divers degrés se reconnaissent facilement dans les graphiques exacts que nous donnent le polygraphe et le galvanomètre. L'utilité de ces instruments, la certitude de l'analyse sont prouvées par le fait que le heart-block trouble l'ordre de succesion des contractions de l'oreillette et du ventricule et que le polygraphe comme le galvanomètre donnent des inscriptions séparées des systoles des deux cavités. Il est donc relativement simple, avec ces appareils enregistreurs, de comparer le moment où commencent les différentes systoles.

Mais je m'adresse à ceux qui ne peuvent pas profiter de cette méthode, et j'espère montrer que le heart-block peut être diagnostiqué dans beaucoup de ses formes par des moyens plus simples. Il sera nécessaire de traiter séparément chacune des formes de mécanisme, et alors de recourir spécialement à la mensuration exacte des pauses du pouls artériel. Dans beaucoup de formes d'irrégularités cette mensuration n'est pas nécessaire, bien qu'elle soit avantageuses, mais dans le cas de heart-block elle est ordinairement indispensable.

Souvent les toute premières manifestations du heart-block consistent en une **augmentation de l'intervalle As-Vs** (voy. page 28). Elle peut rarement être reconnue par les moyens cliniques ordinaires, mais cependant elle peut se traduire par deux signes physiques. Peut-être a-t-on oublié que la systole auriculaire produit un son distinct bien que voilé, et que si on ne peut pas entendre ce bruit quand le mécanisme du cœur est normal, on peut souvent le percevoir quand les systoles auriculaires et ventriculaires sont suffisamment espacées. Une légère augmentation de l'intervalle *As-Vs* peut produire un redoublement du premier bruit du cœur ; une augmentation plus prononcée peut produire un double second bruit, car la systole auriculaire peut tomber dans la protodiastole.

Le second signe ne s'observe que dans les cas de sténose mitrale et est de même origine. Chez ces malades la systole de l'oreillette est la cause du souffle qui caractérise la lésion valvulaire. Si la contraction de l'oreillette a lieu à un moment anormal pendant la diastole, elle est accompagnée d'un souffle et d'un thrill qui remplacent les phénomènes présystoliques habituels. Quand le pouls est régulier si à la pointe on perçoit des thrills, ou si l'on entend des souffles rudes limités à la méso ou à la protodiastole, ce sont des signes qui feraient penser non pas à la sténose seule, mais au commencement du heart-block.

Les battements ratés isolés ne sont pas difficiles à reconnaître. Prenons le cas où le pouls qui semble d'ailleurs régulier est interrompu par une cause accidentelle d'une longueur inusitée, alors que l'examen de la pointe n'indique ni mouvement, ni bruit pendant ladite pause. Si celle-ci n'a pas régulièrement lieu pendant l'expiration (voir page 19), on peut l'attribuer à une absence de la réponse habituelle du ventricule à l'oreillette. La durée de la pause dans les tracés de la radiale peut

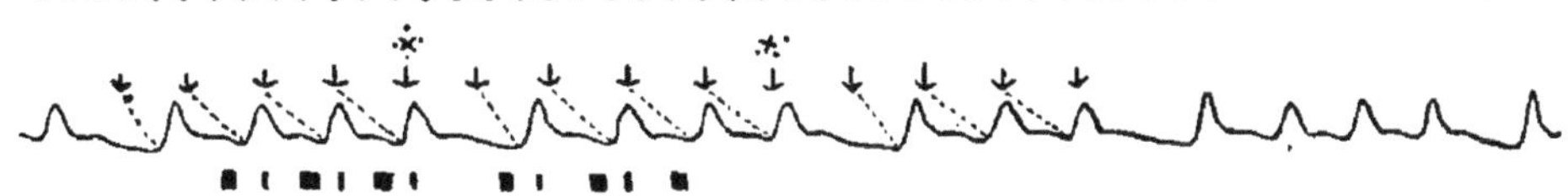

Fig. 14. — Tracé du pouls montrant des battements ratés.

La situation des flèches qui représentent les positions des contractions auriculaires régulières ont été fixées avec soin dans cette figure et les suivantes par des tracés polygraphiques. Les bruits du cœur sont représentés diagrammatiquement. La disposition des battements du pouls dépend des longueurs des intervalles *As-Vs* et de l'absence de réponse aux points marqués par des astérisques. Noter l'accroissement des intervalles *As-Vs* et l'augmentation concomitante de la fréquence du pouls avant et après chaque battement raté.

être exactement équivalente à celle de deux battements rythmiques. Plus souvent (comme dans le tracé du pouls radial de la fig. 14), elle est nettement inférieure, elle est précédée et suivie d'une légère accélération du pouls.

La nature de ces phénomènes a été déjà examinée (page 30) et le mécanisme est indiqué dans la figure présente au moyen de flèches qui indiquent les points où tombent les systoles auriculaires régulières. Les réponses aux contractions auriculaires marquées par des astérisques ont manqué.

Quand les battements ratés sont plus fréquents, l'irrégularité prend la forme que l'on voit figure 15. Là chaque troisième ou quatrième incitation avorte et les battements du cœur ou du pouls sont groupés par deux ou par trois. Si nous n'avions pas la fin de ce tracé, l'analyse de la première moitié pourrait n'être pas complétée, car le dessin est identique avec celui produit par des contractions prématurées. Le guide pour une interprétation vraie est fourni par

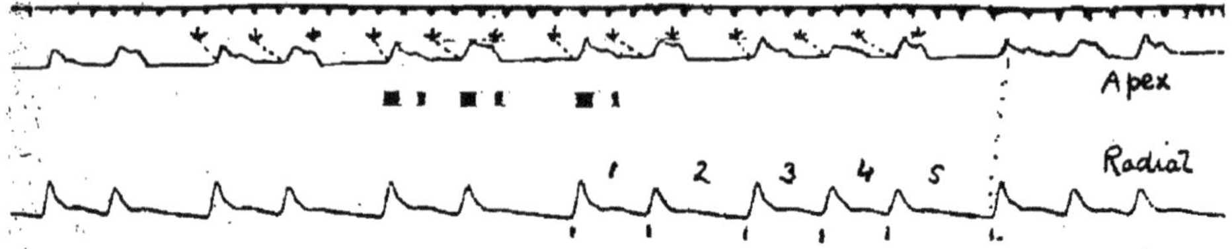

Fig. 15. — Tracés de la pointe du cœur et du pouls d'un malade chez lequel les réponses ventriculaires manquaient souvent.
Apex : pointe du cœur.

les longueurs des pauses 1 et 3 ; elles sont égales. Ce sont les battements qui commencent deux groupes, le premier de deux, le second de trois pulsations. La longue pause qui suit chaque groupe est de longueur constante ; elle a été produite par un mécanisme constant. Si la pause qui suit le premier groupe pouvait être attribué à ce que la pulsation 2 est prématurée, on pourrait compter sur une pause semblable après la pulsation 4. Cela n'arrive pas et nous reconnaissons dans 3 et 4 l'accélération de la fréquence du pouls qui précède ou suit une pause insolite résultant du heart-block.

Le heart-block 2 : 1 doit être soupçonné chez tout malade dont le ventricule bat régulièrement quand la fréquence est entre 40 et

50 contractions à la minute. Si la fréquence ventriculaire se réduit exactement et subitement de moitié il faut encore y penser davantage. Le heart-block 2 : 1 est ordinairement un état instable, le ventricule s'accélère de temps en temps. Ces changements de fréquence de sa réponse à l'oreillette indiquent la nature de toute la perturbation.

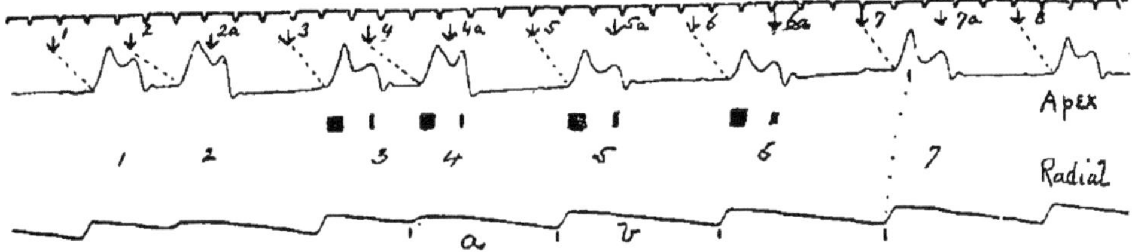

Fig. 16. — Tracés de la pointe du cœur et du pouls pris pendant le passage d'un état de fréquents battements ratés au heart-block 2 : 1. Au moment de ce changement la fréquence est réduite exactement aux 3/4 de la fréquence primitive.

Apex : pointe du cœur.

On voit dans la figure 16 la transition entre le heart-block 2 : 1 et une disposition étudiée précédemment, à savoir la perte de chaque troisième réponse. Les battements bigéminés ou couplés du ventricule deviennent lents, réguliers. Les caractères qui indiquent le heart-block dans ce tracé sont l'augmentation de la longueur de la pause de *a* à *b* et la réduction exacte de la fréquence aux 3/4. On se rend compte des longueurs des pauses en examinant les positions des systoles auriculaires qui ont été indiquées par des flèches dessinées sur la courbe. Les systoles 2*a*, 4*a*, 5*a*, 6*a* et 7*a* ne touchent pas le ventricule; et quand le ventricule est silencieux on trouve une longueur de pause insolite. La pause artérielle *a* est brève en comparaison de *b* parce que l'incitation auriculaire 4 prend plus de temps pour atteindre le ventricule que l'incitation 5. — La figure 17 montre une perturbation d'une période 2 : 1. Une contraction précoce du ventricule est suivie d'une pause du pouls *a* qui est plus courte que *b* et les pauses suivantes. La raison de ce raccoursissement a été expliquée dans la description de la dernière figure. — Dans la figure 17 le heart block est aussi prouvé par le fait que la durée totale (*c*) des deux battements courts est égale à une fois et demie la durée des battements plus longs (période *d*). En d'autres termes, *c* et *d* correspondent à trois cycles auriculaires.

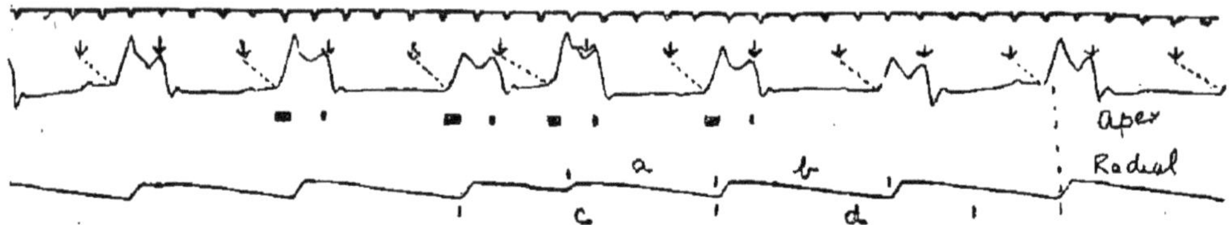

Fig. 17. — Tracés montrant l'interruption d'une période de heart-block 2 : 1 par une réponse isolée du ventricule à une des incitations alternées qui ordinairement ne produisent pas de contraction ventriculaire.

Apex : pointe du cœur.

Dans le rétrécissement mitral, le heart-block partiel est souvent caractérisé par certaines particularités des souffles qui sont souvent extrêmement complexes. Quand il y a heart-block 2 : 1, chaque cycle ventriculaire peut être accompagné de deux thrills et de deux souffles diastoliques. La signification du phénomène sera facile à comprendre si on se souvient que le thrill et le souffle rude du rétrécissement mitral sont produits par la systole auriculaire et que dans le heart-block 2 : 1 l'oreillette se contracte deux fois plus souvent que le ventricule. La figure 18 présente une disposition plus complexe des souffles. Le ventricule bat d'abord par couples et à ce moment le souffle se produit avant le premier et après le second bruit du premier battement d'un couple. Le second battement du couple n'est pas accompagné de souffle car la contraction auriculaire isolée tombe avec celle du ventricule et il n'y a pas de sang poussé à travers l'orifice rétréci. Dans la dernière partie de la courbe, il y a heart-block 2 : 1 et chaque cycle est accompagné de souffle présystolique et protodiastolique.

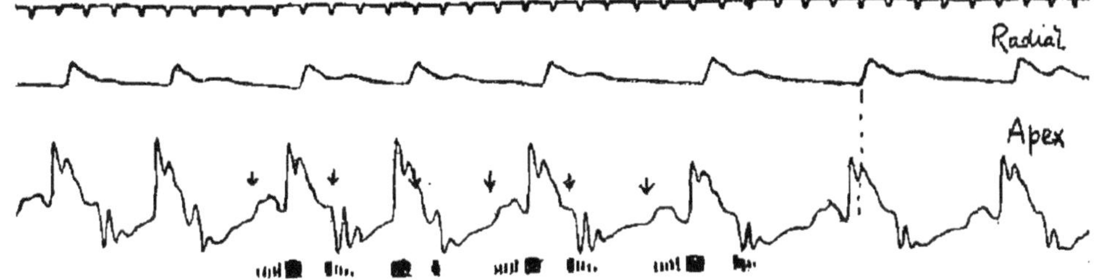

Fig. 18. — Tracés de la radiale et de la pointe dans un cas de rétrécissement mitral au moment où le mécanisme d'un état avec battements ratés passe au heart-block 2 : 1. Noter la disposition des souffles diastoliques et leur dépendance des contractions auriculaires.

Apex : pointe du cœur.

Dans le heart-block complet, le ventricule est phénoménalement lent ; presque tous les cœurs qui battent à 35 et au-dessous sont en heart-block complet. Le rythme est généralement tout à fait régulier. Chaque battement ventriculaire est accompagné par un premier et un second bruit, de plus, pendant les longues diastoles, on entend des bruits faibles assourdis.

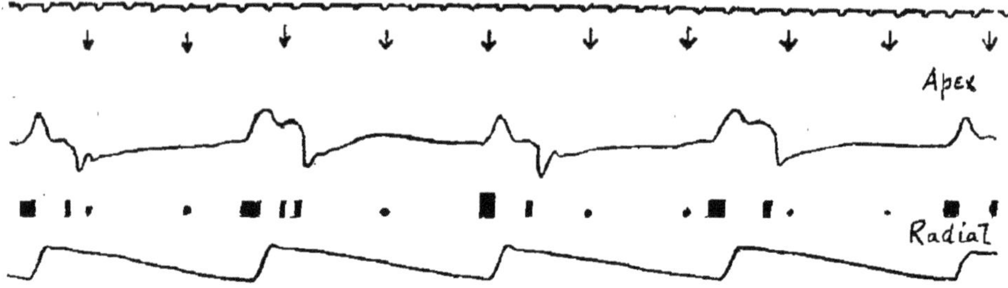

Fig. 19. — Tracés de la radiale et de la pointe dans un cas de heart-block complet. Les bruits du cœur sont modifiés par les contractions auriculaires que l'on entend faiblement. Quand les contractions auriculaires et ventriculaires commencent ensemble, le premier bruit est exagéré. Les bruits purement auriculaires sont représentés par des points.

Apex : pointe du cœur.

Ces derniers sont dus aux systoles auriculaires. Un signe qui est caractéristique et que l'on trouve souvent est une modification du premier et du second bruit du cœur d'un battement à l'autre. Quand les contractions auriculaires et ventriculaires commencent ensemble, le premier bruit augmente d'intensité et, quand elles tombent presque ensemble, le premier ou le second bruit peut être redoublée (fig. 19). On voit généralement au cou des signes de la contraction auriculaire relativement rapide : les veines jugulaires présentent des pulsations petites et régulières (fig. 20, ondes *a*) entre les battements de la carotide (ondes *c*) de temps en temps une pulsation veineuse plus marquée (fig. 20 *a/c*) accompagne le premier bruit du cœur devenu plus intense quand la systole auriculaire coïncide avec celle du ventricule et quand, par suite, le sang ne peut pas être chassé de l'oreillette. Une augmentation et une diminution périodiques des pulsations veineuses, indépendantes de la respiration, doivent toujours faire penser au heart-block. On voit aussi sur les tracés artériels des vestiges de pulsations auriculaires chez la plupart des malades dont on peut avoir en grand les excursions du pouls (fig. 21).

Quand, comme dans la figure ci-jointe, les petites ondes situées sur les lignes de descente des battements réguliers du pouls présentent un changement de position graduel et régulier, s'éloignant d'une manière constante de la ligne ascensionnelle suivante, il y a certainement heart-block complet.

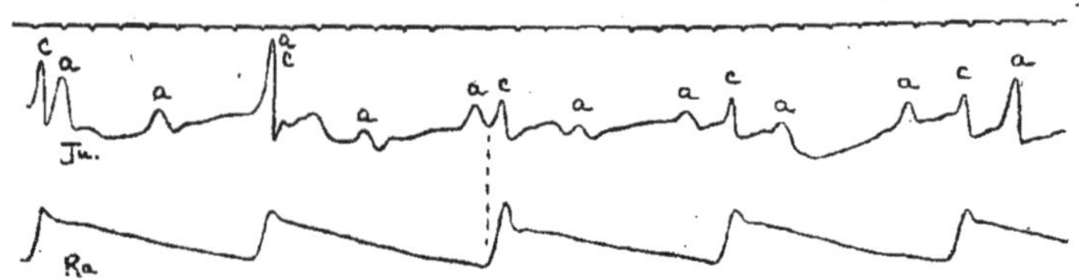

Fig. 20. — Tracé de la jugulaire (Ju) et de l'artère radiale dans un cas de heart-block complet.

Il y a trois pulsations au cou pendant chaque cycle radial. Deux d'entre elles résultent de la contraction auriculaire *a*, la troisième de la systole ventriculaire *c*. Quand *a* et *c* tombent ensemble, il se produit au cou une onde exagérée très visible. Elle est due à la décharge du contenu auriculaire dans les veines.

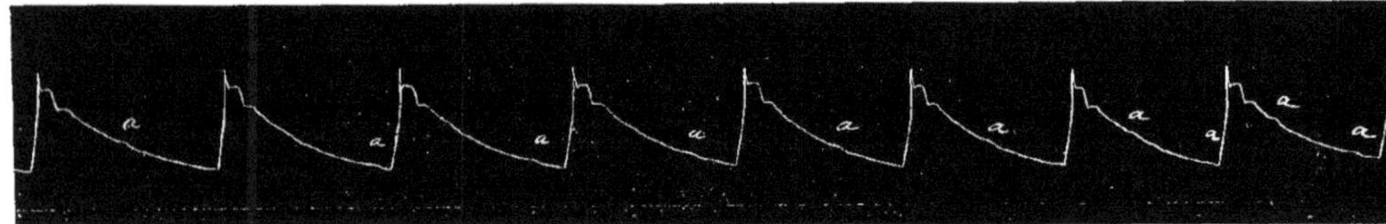

Fig. 21. — Tracé sphygmographique de la radiale dans un cas de heart-block complet.

Comme cela arrive souvent, les signes de systoles auriculaires (*a*) sont visibles dans le tracé et se reconnaissent facilement à leur changement régulier de position quand on les suit d'un cycle radial au suivant.

Effets sur la circulation et la symptomatologie générale

Les symptômes présentés par les malades porteurs de heart-block peuvent se diviser en deux groupes. D'un côté, il y a des symptômes qui dépendent spécialement du heart-block, et d'un autre, ceux qui résultent de maladies coexistantes dans d'autres parties du cœur, car la maladie est rarement limitée au faisceau et généralement le heart-block n'est qu'une manifestation locale d'un processus plus étendu, la lésion locale est souvent accessoire. Les effets d'une lésion qui coupe le faisceau diffèrent de ceux produits par la même lésion dans une autre partie de la musculature, pour une raison capitale. La lésion provoque un trouble facile à comprendre, il n'y a en effet pas de second cordon qui puisse remplir les fonctions de celui qui a été détruit, tandis qu'une défectuosité dans la masse générale du muscle est dissimulée par la réponse du reste du tissu. Il en est de même dans les maladies du système nerveux où de grandes zones de tissu peuvent être détruites sans grand signe de lésion, tandis qu'un foyer morbide de peu d'étendue dans un point donné provoque un trouble profond évident. Il en est de même pour le cœur. Il est nécessaire d'insister sur ce fait que le heart-block est ordinairement un signe d'un état beaucoup plus grave que la simple section du faisceau ; il indique que le myocarde est atteint dans sa totalité ou tout au moins dans une grande étendue.

L'étude des symptômes dus à des affections de toute la musculature du cœur ne rentre pas dans les limites de ce livre, mais il faut bien savoir que la présence de heart-block exige de la part du médecin une étude complète du sujet chez qui il le constate. Dans tous les cas, il faut diriger l'attention spécialement sur l'état du cœur dans sa totalité. Cette recommandation n'est pas spéciale pour les cas de heart-block, elle est utile dans tous les cas où le mécanisme du cœur n'est pas normal.

La symptomatologie spéciale du heart-block peut être examinée à deux points de vue.

Le heart-block de forme grave est accompagné d'une réduction de la fréquence des battements du cœur pouvant aller souvent jusqu'à la moitié de ce qu'elle était avant. Quel est l'effet de ce ralentissement sur la circulation? et quels sont les résultats de la diminution de l'action nerveuse régulatrice du rythme qui souvent l'accompagne? Il est certain que c'est une lourde charge qui est imposée au cœur en tant que pompe, mais rien n'est plus remarquable que l'accommodation du système cardio-vasculaire à des conditions qui diffèrent beaucoup des conditions normales. La dissociation des oreillettes et des ventricules et par suite l'installation d'un rythme ventriculaire lent est suivie d'un certain degré d'hypertrophie ventriculaire. Sans doute, cette augmentation de la masse du muscle ventriculaire compense dans une certaine mesure l'absence de la coordination et du rythme naturel. Pendant les longues diastoles, le sang passe des artères dans les veines, il en résulte une basse pression diastolique; mais le sang coule avec la même rapidité des veines au cœur dont les cavités en bon état reçoivent la surcharge et la chassent dans les artères. Plénitude du pouls et hypertension systolique (170-200 millimètres Hg.) tels sont les caractères du système artériel quand, dans un heart-block persistant, le tissu cardiaque sain ne vient pas à manquer. Comme preuve de l'adaptation de la circulation, dans sa totalité, aux nouvelles conditions, je peux citer le cas d'un malade chez lequel, d'après les signes et les symptômes, le muscle cardiaque était peu touché. Le malade, un homme de trente-trois ans, a depuis onze ans un cœur battant de 30 à 35 à la minute, avec accélérations accidentelles à 48. Chez lui il y a heart-block complet, un peu d'hypertrophie du cœur, mais pas de symptômes subjectifs. Il mène une vie d'affaire très active; si on le rencontre dans la rue, il paraît normal et en bonne santé. Il n'a pas de gène circulatoire, même après un exercice énergique; il se vante de pouvoir donner un coup de collier; il a couru pendant les dernières années. Un exemple de ce genre répond en partie aux questions posées plus haut; le pouls lent du heart-block et l'absence de régulation du rythme n'empêchent pas un cœur, sain d'ailleurs, de remplir complètement sa fonction. Dans les cœurs plus profondément atteints, la surcharge est moins bien supportée, mais alors il n'est pas facile de distinguer les effets du nouveau mécanisme de ceux produits par la maladie du reste du muscle. En second lieu, le heart-block est la cause d'un groupe de symptômes qui sont le résultat direct du ralentissement excessif. La réduction de la fréquence du pouls au delà de certaines limites ou l'arrêt de la circulation artérielle pendant un certain temps est accompagnée de graves désordres de nutrition et le cerveau est le premier à se plaindre. Le malade qui présente un ralentissement marqué du pouls associé à des crises rentre dans la catégorie du Syndrome Adams-Stokes. Les formes plus graves du heart-block, qu'il y ait heart-block persistant dans lequels les réponses ventriculaires manquent souvent (rapports 2 : 1, 3 : 1 etc.), ou dissociation complète, sont souvent accompagnées de périodes passagères de pouls excessivement lent ou même de la cessation de la systole ventriculaire pendant des intervalles prolongés. On n'explique pas bien la cause du changement de fréquence ventriculaire car les oreillettes continuent à battre aussi fréquemment que d'habitude ou même un peu plus; je ne veux pas pousser plus loin cette question. Les symptômes présentés par le malade dépendent beaucoup du degré de ralentissement du cœur ou de la durée des périodes isolées sans systole. Quand le pouls tombe à 20 à 8 à la minute, le malade devient inconscient ;

la suspension des fonctions intellectuelles résulte d'une période isolée sans systole d'une durée de 3 à 7 secondes. Les malades qui sont atteints de formes plus graves de heart-block se plaignent de brefs accès de vertige, de défaillance, de perte temporaire de conscience et de ses conséquences. Vu dans une petite attaque, le sujet est sans pouls et momentanément pâle. Dans les cas plus graves, quand le pouls cesse pendant 15 secondes ou plus, il survient de nouveaux phénomènes. Le sang est retenu dans le système veineux, à la pâleur qui augmente se joint de la cyanose, la respiration devient plus profonde, stertoreuse, il survient parfois des spasmes de la face et des membres supérieurs. La crise convulsive s'étend rarement au delà de ces régions, elle peut cependant se généraliser. Il n'y a pas d'urination involontaire, ni de morsure de la langue pendant ces attaques. Dans la plupart des cas le diagnostic se fait facilement grâce à l'absence de signe d'activité ventriculaire et à la présence d'ondulations rapides dans les veines du cou qui indiquent l'activité de l'oreillette droite. La mort subite n'est pas un accident rare chez ces malades, elle n'est pas fréquente dans les attaques isolées. Elle survient après une période d'état épileptique chez un certain nombre de malades ; l'état de mal consiste en une succession de crises.

Règle générale : rien ne fait prévoir au malade qu'il soit menacé d'une syncope ou d'une crise épileptique. Le malade ou son médecin peuvent prévoir le danger d'après une modification des mouvements du cœur telle qu'une accentuation du ralentissement du ventricule. Les sensations du malade au commencement de longues crises sont ordinairement les mêmes que celles qui accompagnent une brève interruption des battements du cœur. Elle ne constituent donc pas à proprement parler un aura.

Pronostic

Le heart-block en lui-même ne tue pas ; ceux qui en souffrent ou en ont souffert meurent, pour la plupart, avec les symptômes habituels d'insuffisance cardiaque. Que l'on comprenne bien ce que je veux dire. Heart-block et syndrome d'Adams-Stokes ne sont pas des expressions synonymes : la majorité des malades qui ont du heart-block n'ont jamais d'attaques. Les formes les plus légères du heart-block se rencontrent souvent avec les maladies rhumatismales du cœur et en général ne produisent pas de symptômes. D'ailleurs le trouble du mécanisme n'est pas nécessairement directement fatal, même dans le heart-block chronique très prononcée.

Le pronostic dans le cas de heart-block doit être considéré à plusieurs points de vue. Tout d'abord examinons les formes plus légères, comme on les voit dans les affections cardiaques rhumatismales. (Intervalles *As-Vs* prolongés ou battements ratés). Quand ce heart-block est *persistant*, il y a ordinairement un certain nombre de signes physiques qui s'ajoutent à ceux qui dépendent du mécanisme cardiaque ; ce sont les signes de maladies musculaires ou valvulaires du cœur dans leurs formes diverses universellement connues. Le heart-block est souvent le symptôme le moins saillant dans ces cas que l'on classe souvent comme sténoses mitrales. La seule question que je soulève est celle-ci : quelle est l'influence du heart-block sur le pronostic de ces cas ? On devrait le regarder comme une preuve de lésion du myocarde qui n'est pas limitée au faisceau, mais qui est probablement diffuse dans tout le cœur. D'après ce que j'ai constaté, ces cas sont sérieux ; en fait, la plupart de ceux que j'ai vus sont morts, mais ils ne sont pas morts par heart-block. Le heart-block *passager* de forme légère n'est pas rare dans les accès fébriles auxquels sont sujets les rhumatisants, on le voit aussi dans la pneumonie et la fièvre typhoïde. L'apparition de ce mécanisme anormal est de grande importance, car c'est souvent le seul signe qui indique que le myocarde a été atteint. Toutes les fois qu'il complique une infection aiguë, il augmente la gravité du pronostic ; mais il ne faut pas oublier que le mécanisme normal revient ordinairement. Survenant avec la fièvre chez un malade qui a un cœur rhumatisant, on doit le regarder comme un signe extérieur d'une lésion isolée. Le retour de ces accidents affaiblit le muscle et menace l'existence.

Dans les formes plus graves du heart-block, le pronostic se base sur deux considérations principales. Il faut d'abord examiner le muscle cardiaque, son intégrité, son aptitude à accomplir ses fonctions, il faut ensuite tenir compte des crises, de leur fréquence, de leur gravité.

Un certain nombre de malades n'en n'ont pas, d'autres sont en péril constant. Il n'est souvent pas facile, il est même impossible de dire d'avance comment se termineront dans un cas donné les syncopes ou les crises plus graves.

Les malades qui ont des lésions en voie d'évolution et ceux chez lesquels le heart-block partiel est éventuellement converti en dissociation permanente et complète traversent une période dangereuse, car pendant la transition d'une forme de mécanisme à une autre, les crises sont très fréquentes et la période de transition peut être longue. Il est bon de se rappeler que ceux qui ont un heart-block partiel sont plus prédisposés aux crises que ceux chez qui l'obstruction est complète. Ces crises dont on ne peut prévoir ni l'arrivée, ni les effets doivent toujours dicter un pronostic réservé. Considéré dans son intégralité, le heart-block persistant est grave. Il est ordinairement compliqué et dure alors un petit nombre d'années. Cependant quelques malades, surtout les plus jeunes, survivent plus longtemps dans un état de bien être relatif ou absolu. Ce sont ceux chez qui le muscle cardiaque est comparativement sain et chez qui les crises sont rares ou ne se produisent pas.

Traitement

Le heart-block persistant de formes bénignes n'exige pas de traitement immédiat, mais le malade qui le présente doit être soumis à des examens répétés. Cette surveillance constante n'est pas difficile, car ces malades ont besoin d'un traitement de l'état général du cœur. Souvent il faut donner de la digitale qui fréquemment augmente le degré du block, mais qui, malgré cela, rend des services dans les cas de dilatation, d'œdèmes ou d'autres symptômes. Elle n'est pas en elle-même préjudiciable. Ce médicament, ou ceux de la même famille, peut être donné sans restriction et souvent avec avantage.

Quand on observe le *début soudain d'un heart-block partiel*, c'est, comme je l'ai dit, le signe d'un mal en activité. Le malade doit être étendu ou rester au lit, il faut chercher quelle en est la cause provocatrice et la soigner si on la trouve. Les infections aiguës sont traitées comme il convient; aux rhumatisants on donne du salicylate. Surveiller scrupuleusement l'hygiène de la bouche et de la gorge. Si, après la disparition des symptômes, le block reste et persiste pendant plusieurs semaines, le malade est traité suivant les indications données dans le paragraphe précédent. Le heart-block en lui-même n'exige pas le repos au lit ni d'autres prohibitions, bien que ce soit nécessaire si on soupçonne une lésion progressive ou en activité.

Les degrés plus avancés du heart-block sont ordinairement chroniques et stationnaires et les habitudes du malade doivent être réglées d'après ses aptitudes générales. La plupart des malades de cette classe sont très valides et peuvent remplir beaucoup de leurs devoirs habituels ; ce n'est cependant que dans les cas exceptionnels qu'une véritable activité physique est possible ou peut être permise. Si on soupçonne que la lésion soit progressive ou en activité, il faut du repos et une surveillance sérieuse. Des antécédents ou des signes de syphilis demandent un traitement spécifique complet ; dans quelques cas, l'administration de mercuriaux et d'iodure a été suivie de succès. Tous ceux qui ont des *crises* doivent être avertis du danger qu'ils courent s'ils tombent pendant la crise, s'ils ne s'en rendent pas complètement compte. Quelques-uns sont morts en tombant lourdement ou en se blessant grièvement. Dans beaucoup de cas, les crises arrivent par séries ; il faut alors redoubler de précautions jusqu'à ce que ces attaques cessent. La plupart des malades ont de petits avertissements du début de la perte de connaissance ; s'ils peuvent en profiter, ils courent moins de risques.

En cherchant bien les causes prédisposantes aux attaques, on peut trouver des troubles gastro-intestinaux, du surmenage qu'il est bon de faire disparaître.

Pendant la crise, je ne connais pas de médicament qui réussisse à augmenter la fréquence du pouls où à faire cesser l'inconscience. On a administré dans ce but un certain nombre de médicaments parmi lesquels l'oxygène, la strychnine, le strophantus, la digitaline et le nitrite d'amyle. Ils ne paraissent pas avoir d'effet appréciable. L'atropine aurait fait disparaître des crises dans des cas isolés. Règle générale, elle est contre-indiquée.

CHAPITRE IV

CONTRACTIONS PRÉMATURÉES

DÉFINITION

Les contractions prématurées sont des réponses du cœur à des incitations nouvelles et isolées formées dans sa musculature ; contractions qui se produisent avant le moment prévu et qui, par suite, troublent l'ordre normal du fonctionnement du cœur.

NATURE DES CONTRACTIONS PRÉMATURÉES [1]

On ne peut bien comprendre le fonctionnement anormal du cœur que si l'on est absolument familier avec son fonctionnement normal. La succession régulière des mouvements du

1. J'emploie l'expression de contraction prématurée de préférence à « extrasystole », mot qui a été et est encore employé pour désigner le même battement anormal.

muscle qui constitue le battement normal du cœur à son point de départ, comme je l'ai déjà dit, dans une incitation isolée qui prend naissance dans le nœud sino-auriculaire. La contraction commence à l'embouchure de la veine cave supérieure, chemine rapidement dans l'oreillette, atteint le nœud auriculo-ventriculaire, traverse ce nœud et le faisceau qui en est la continuation, et se distribue d'une manière méthodique dans la masse des fibres ventriculaires et s'y termine. Le rythme normal du cœur consiste en une succession régulière de ces battements, les contractions auriculaires et ventriculaires ont entre elle des rapports fixes. Chaque incitation élaborée au nœud sino-auriculaire demande un certain temps de préparation qui est très constant dans des circonstances définies précises. Il est relativement long, atteignant près de deux tiers de seconde quand le cœur bat avec sa fréquence normale. C'est en effet la durée de la préparation de l'incitation qui commande la fréquence d'un cœur battant normalement. Un autre caractère de la formation physiologique de l'impulsion est la régularité de sa répétition. Chaque impulsion fait partie d'une série régulière ou rythmique.

La contraction prématurée ou pathologique diffère de la contraction physiologique sur deux points fondamentaux. D'abord, l'impulsion qui lui donne naissance se forme avec une fréquence phénoménalement rapide. C'est à cela que la contraction pathologique doit sa prématurité. En second lieu, l'impulsion pathologique n'a pas de tendance à se répéter ; il en résulte que la contraction pathologique est ordinairement isolée. Les contractions prématurées commencent brusquement et peuvent provenir de l'oreillette, du ventricule où des tissus qui unissent ces deux cavités. Pour les besoins de la clinique ordinaire, il suffit de se rappeler les deux classes principales de battements prématurés, les auriculaires et les ventriculaires. Si, pendant que les cavités du cœur battent successivement, normalement, survient une incitation pathologique dans le ventricule, cette incitation éveillera un battement ventriculaire qui se produira avant le moment prévu dans la série rythmique, de là vient l'expression de « contraction prématurée ». Il y a donc nettement trouble de la succession des contractions ventriculaires. En dehors de cette incitation prématurée, le ventricule dépend absolument pour ses excitations des incitations qui lui arrivent de l'oreillette. Par conséquent, après le trouble produit par un seul battement prématuré, le ventricule se repose jusqu'à ce qu'il soit atteint par une incitation auriculaire ryth-

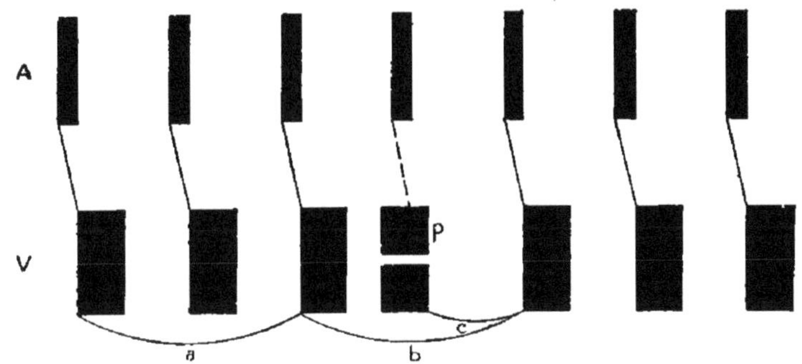

Fig. 22. — Représentation diagrammatique d'une perturbation produite par une contraction ventriculaire prématurée (p). L'oreillette continue à battre régulièrement, le ventricule, répond aux six incitations auriculaires. L'incitation de la systole auriculaire centrale est perdue, car elle tombe pendant que le ventricule est en systole prématurée. L'origine anormale du battement ventriculaire est indiquée par un vide au centre. Noter l'égalité de longueur des périodes a et b, c est la pause compensatrice.

mique. Si l'on étudie le diagramme ci-joint (fig. 22) on verra que pour les trois premiers cycles le ventricule dans sa contraction suit l'oreillette; un battement prématuré (p) s'interpose alors et, par suite, l'incitation auriculaire suivante représentée par la ligne brisée arrive pendant que le ventricule est déjà contracté. Étant en contraction, le ventricule ne répond pas, son muscle est en état « réfractaire ». L'influence des incitations auriculaires se réaffirme dans le cycle suivant. Le désordre est réprimé par le rythme fondamental du cœur qui continue sans s'inquiéter de la perturbation. Les contractions ventriculaires suivantes se pro-

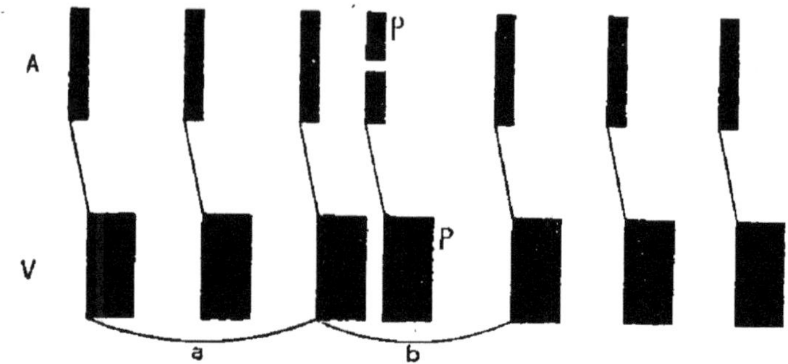

Fig. 23. — Représentation diagrammatique d'une contraction auriculaire prématurée. Le rythme auriculaire est troublé par un battement auriculaire anormal (*p*). Le trouble du rythme ventriculaire est parallèle, car chaque systole auriculaire amène une réponse ventriculaire. Le rythme de tout le cœur est disloqué, la période (*a*) est plus longue que la période (*b*).

duisent exactement au moment voulu. La période de trouble (*b*) est exactement équivalente à la longueur des deux cycles complets du rythme normal (*a*). La pause qui suit le battement ventriculaire prématuré est longue, le ventricule attend. La longueur de la pause (*c*) est telle qu'elle compense la brièveté de la pause qui précède, de là l'expression de pause compensatrice.

Quand l'impulsion prématurée a son origine dans l'oreillette, les phénomènes se passent dans un ordre différent. La contraction prématurée de l'oreillette qui en résulte est suivie d'une perturbation semblable et parallèle dans le ventricule (fig. 23), car le ventricule répond à chaque contraction auriculaire en quelque point que se placent ses contractions dans la série. Dans des circonstances tout exceptionnelles, aussi, il y a un trouble du rythme fondamental du cœur ; la contraction prématurée (*p*) est suivie d'une longue pause, mais toute la période de trouble (*b*) n'est pas équivalente, comme dans le cas de contraction prématurée ventriculaire, à deux cycles complets du rythme normal (*a*).

Étiologie et rapports pathologiques

Age. — D'après ma statistique, les limites entre lesquelles on a observé les contractions prématurées sont quatre et quatre-vingt-onze ans. Pendant les dix premières années elles sont extrêmement rares [1], leur plus grande fré-

1. Le seul exemple compris dans ce tableau se rapporte à un enfant de quatre ans. J'en ai eu connaissance par le Dr Clive Rivière qui le découvrit en examinant une école d'enfants.

quence est entre cinquante et soixante-dix ans, c'est donc l'apanage de la vieillesse.

Age. . . .	0-10,	10-20,	20-30,	30-40,	40-50,	50-60,	60-70,	70-80,	80-90,	90-100
Auriculaire .	0	2	3	3	4	2	6	1	0	1
Ventriculaire.	1	13	7	5	10	15	13	4	0	0
Total . . .	1	15	10	8	14	17	19	5	0	1

Sexe. — Les contractions prématurées sont bien plus communes chez les hommes que chez les femmes. Sur 104 sujets le sexe se répartit de la façon suivante :

SEXE	HOMMES	FEMMES
Auriculaire	15	10
Ventriculaire	54	25
Ensemble	69	35

ASSOCIATIONS MORBIDES ET CAUSES DÉTERMINANTES

Il faut se rappeler que toutes les statistiques par compilation, pour montrer les rapports des contractions prématurées avec les états morbides et les infections qui les accompagnent, ont un défaut. Les cas qui présentent des battements prématurés fréquents et persistants sont les plus nombreux dans ces tableaux, car alors ils sautent aux yeux, tandis que s'ils sont plus rares ils peuvent souvent ne pas attirer l'attention. Il est probable que la majorité des gens d'un âge moyen ou avancé en sont affectés à un moment ou à un autre. Parmi les malades qui viennent aux consultations ou sont admis dans les services des hôpitaux généraux, les contractions prématurées fréquentes et persistantes sont des plus communes chez ceux qui ont des symptômes nets et des signes de maladies du cœur. On les trouve souvent avec l'insuffisance aortique et le rétrécissement mitral. Un grand nombre de tracés sont pris sur des malades qui ont des signes de dégénérescence du muscle, comme l'indiquent la dilatation et les symptômes d'insuffisance musculaire en l'absence de grosses lésions valvulaires. Dans un autre grand groupe de malades on ne peut pas trouver de signe de gêne fonctionnelle du cœur en dehors de l'irrégularité.

Contractions auriculaires prématurées

GROUPE CARDIAQUE		AUTRES	
Dégénérescence du myocarde	9	Bronchite et emphysème	2
Rétrécissement mitral	4	Tuberculose pulmon.	2
Rétrécissement aortique	1	Dyspepsie	1
	14	Lombago	1
		Goitre exophtalmique	1
		Bonne santé en apparence	1
			8

Contractions ventriculaires prématurées

Groupe cardiaque		Autres	
Dégénérescence du myocarde	18	Tuberculose (Poumon et Plèvre)	5
Maladie aortique	12	Bronchite et emphysème	2
Rétrécissement mitral	12	Lithiase biliaire	1
Angine de poitrine	5	Gangrène des orteils (sénile)	1
Maladie de Bright et rein granuleux	5	Epilepsie	1
Artério-sclérose	2	Lipome du cou	1
Endocardite aiguë	2	Fracture du crâne	1
Anévrysme	1	Tumeur abdominale	1
	57	Goitre exophtalmique	1
		Dyspepsie	1
		Ulcère de l'estomac	1
		Bonne santé en apparence	2
			18

Ce sont donc les grosses lésions du cœur que l'on trouve surtout avec ces contractions. Toute enquête sur les habitudes, les antécédents, l'état du malade ne jette que peu de lumière sur l'étiologie. L'infection rhumatismale est certainement fréquente, on la trouve dans un tiers des cas de ma statistique. Chez les jeunes sujets, des excès de tabac provoquent leur apparition passagère. La digitale et les médicaments du même groupe les amènent souvent, quand le malade est complètement sous leur influence. On a vu cliniquement des contractions prématurées avec de l'hypertension et des troubles digestifs, mais actuellement on ne s'explique pas ces associations.

Bien des choses modifient la fréquence des contractions prématurées. La fatigue après l'exercice les provoque chez les prédisposés. L'influence de la fréquence du cœur est à noter. Les cœurs qui battent à 100 à la minute ou davantage n'en présentent pas souvent, elles sont très rares quand le cœur dépasse 120. La fièvre les fait disparaître comme toute cause accélérant le pouls. Elles sont abolies pendant l'exercice et un peu après, puis quand le cœur redevient lent elles sont fréquentes. Comme nous le verrons plus tard, toutes ces remarques peuvent nous servir si nous voulons provoquer des battements prématurés chez les malades prédisposés. La suspension de la respiration, sans que cela devienne une gêne, suffit souvent. Les battements pathologiques se voient soit dans la période d'apnée, soit peu après la reprise de la respiration. La position du malade a une grande influence. Les malades qui ont de nombreuses contractions prématurées dans la station verticale les voient rapidement disparaître dans la position horizontale, bien que, dans cette position, il y ait une légère diminution de la fréquence du cœur. Chez d'autres malades, la pression sur l'abdomen peut les faire disparaître.

Signes des contractions prématurées

Les battements prématurés font peu de travail parce que les périodes de repos qui les précèdent sont courtes. Ils peuvent ou ne peuvent pas *soulever les valvules aortiques*. En même temps que le battement prématuré, on note au pouls artériel une pulsation faible ou une pause prolongée ; l'auscultation révèle un premier et un second bruits précoces quand les valvules aortiques sont soulevées, mais seulement un premier bruit prématuré et isolé si la pression ventriculaire ne peut surmonter la pression artérielle. Le groupement consécutif de bruits par trois et par quatre se comprend quand on distingue la nature et le degré de l'arythmie correspondante. Les dispositions habituelles des pulsations et des bruits sont décrites dans les paragraphes qui suivent et sont expliquées par le diagramme ci-joint et les tracés.

Dans les paragraphes suivants j'ai fait des sous-groupes de symptômes suivant que le battement prématuré soulève (α) ou ne soulève pas (β) les valvules aortiques.

1. Quand une systole du ventricule battant régulièrement est remplacée par un battement prématuré, cette contraction anormale est accompagnée par un choc précoce à la pointe et par (α) une onde artérielle faible et deux bruits surajoutés qui, avec le battement rythmique précédent, forment un groupe de quatre (fig. 24 *b* et 25) ; ou par (β) un repos du pouls artériel et un bruit surajouté formant avec les bruits du battement rythmique précédent un groupe de trois (fig. 24 *c*).

2. Quand chaque troisième battement du rythme ventriculaire régulier est remplacé par un battement prématuré, nous trouvons les

---

Fig. 24. — Diagramme montrant les perturbations ordinaires du pouls artériel et des bruits du cœur quand il y a contractions ventriculaires prématurées.

(*a*) Rythme normal ; (*b*) battement prématuré occasionnel qui modifie la pression artérielle ; (*c*) battement prématuré occasionnel qui ne modifie pas la pression artérielle ; (*d*) battement prématuré remplaçant chaque troisième battement normal et modifiant la pression artérielle ; (*e*) battement prématuré remplaçant chaque troisième battement normal et ne modifiant pas la pression artérielle ; (*f*) battement prématuré remplaçant chaque second battement normal et modifiant la pression artérielle ; (*g*) battement prématuré remplaçant chaque second battement normal et ne modifiant pas la pression artérielle. Les bruits du cœur arrivent par groupes et les groupes sont de trois ou de quatre suivant que les valvules aortiques sont soulevées ou restent au repos quand survient le battement prématuré.

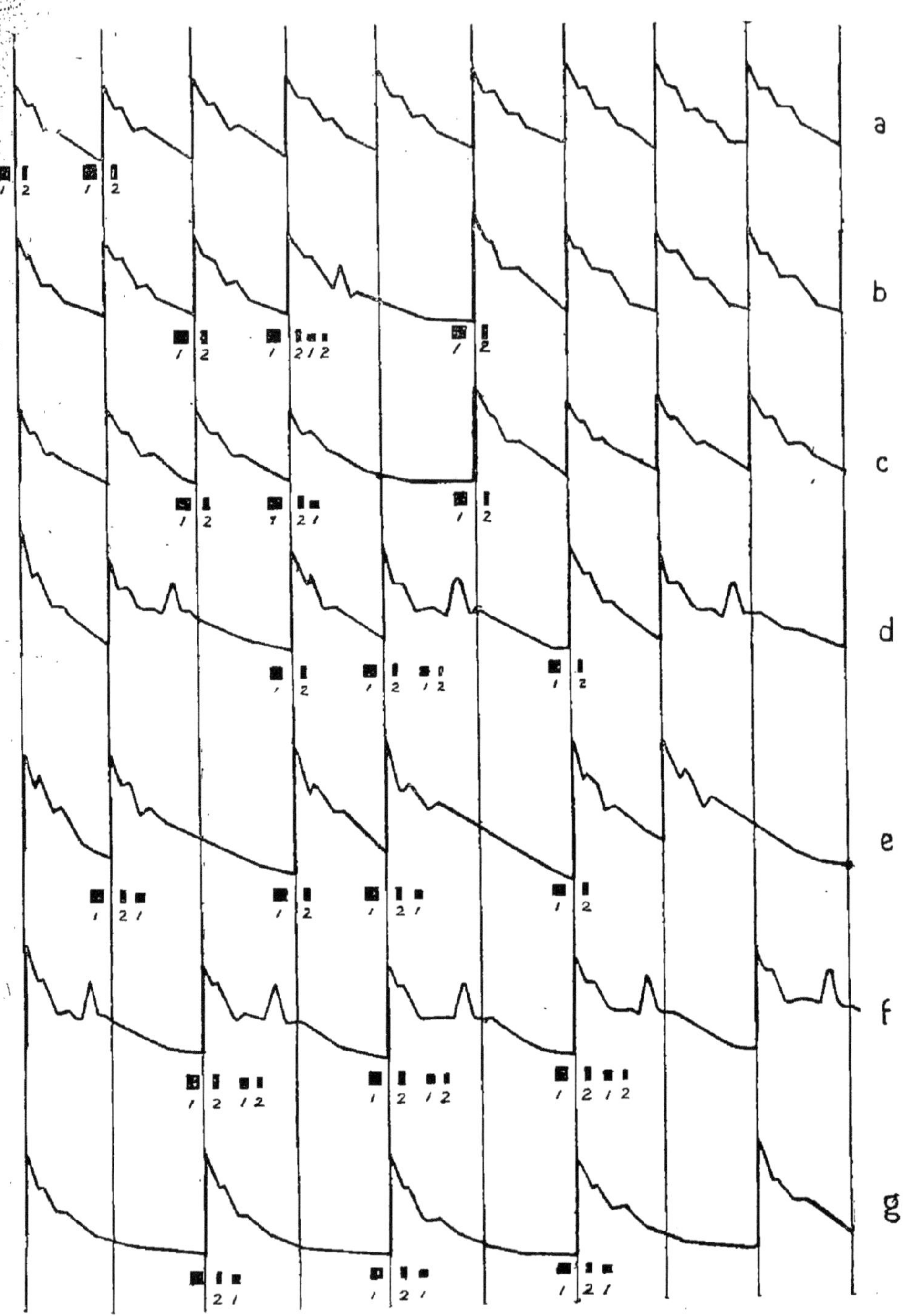

Fig. 24.

chocs de la pointe groupés par trois, le troisième battement dans chaque groupe est prématuré. Les battements artériels (*a*) sont groupés par trois[1] avec groupements des bruits de la pointe de sorte que deux bruits normaux du cœur alternent avec un groupe de *quatre* bruits (fig. 24 *d*) ; ou bien (β) sont unis avec un groupement de bruits de la pointe de sorte que deux bruits normaux du cœur alternent avec un groupe de *trois* bruits (fig. 24 *e* et 30).

3. Les battements prématurés qui alternent avec des battements rythmiques donnent lieu à un couplage des chocs de la pointe (fig. 27, 28, 32), à (*a*) un couplage des battements artériels dont le second coup est faible, et aux groupements des bruits du cœur par quatre (fig. 24 *f* et 29) ; ou à (β) la réduction de moitié du pouls artériel et à des bruits du cœur par groupes de trois (fig. 24 *g* et 28). La différentiation des battements prématurés auriculaire et ventriculaire n'est pas toujours possible sans un examen avec les appareils enregistreurs.

Quand un battement prématuré occasionnel

1. Les battements prématurés peuvent aussi être la cause de groupes de trois battements artériels, quand ils remplacent chaque quatrième battement rythmique (fig. 26).

survient, les indications de son origine ventriculaire sont les suivantes : (*a*) Il n'y a pas de perturbation du rythme fondamental du cœur.

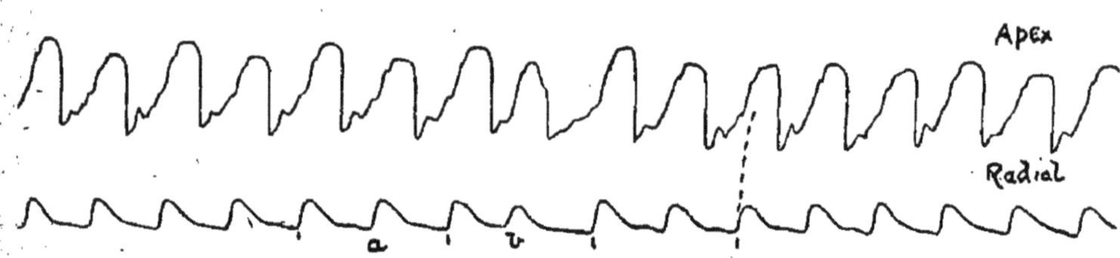

Fig. 25. — Tracés de la pointe et de la radiale montrant une contraction ventriculaire prématurée isolée *a* = *b*. — *Apex* : pointe du cœur.

La présence de ce phénomène peut parfois être reconnue en tâtant la radiale et en prévoyant les points auxquels doivent tomber les batte-

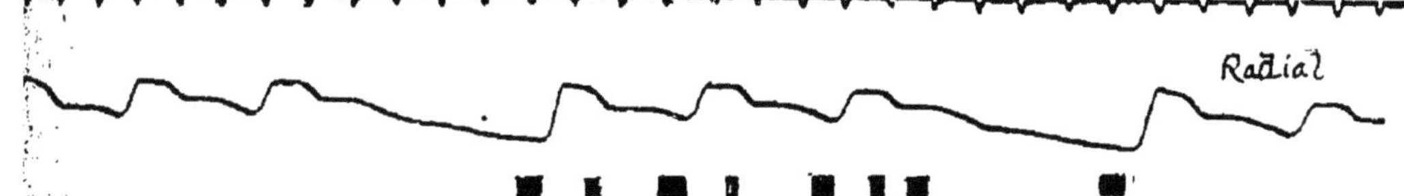

Fig. 26. — Courbe radiale et bruits du cœur dans un cas où ces contractions ventriculaires prématurées remplacent chaque quatrième battement normal. Les battements prématurés n'atteignent pas le pouls.

ments rythmiques, qui suivent la perturbation, pour continuer le rythme primitif. Mais il est ordinairement plus facile de reconnaître les cas de trouble du rythme que de les exclure par cette méthode. Un morceau de tracé radial seul est presque toujours suffisant pour distinguer l'un de l'autre. Dans le cas de battement ventriculaire anticipé la période complète de la perturbation est égale à deux cycles normaux (fig. 25). Dans le cas de battement auriculaire

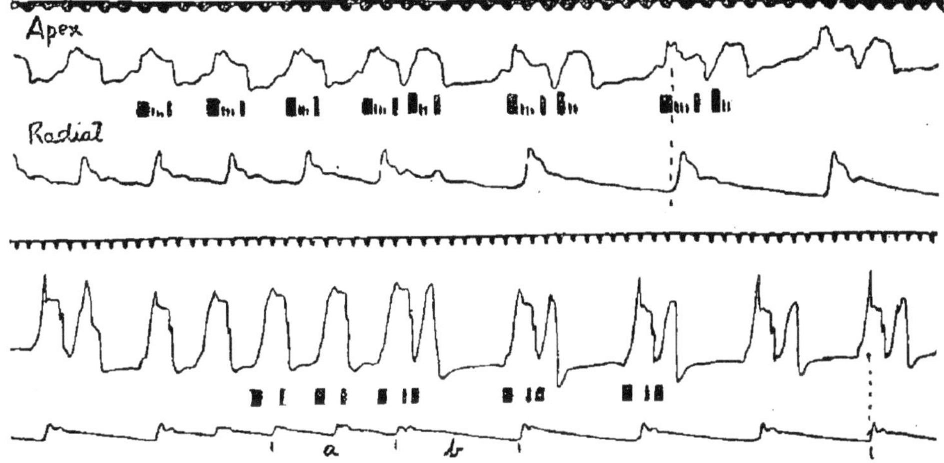

Fig. 27 et 28. — Tracés de la pointe et de la radiale et bruits du cœur. Le mécanisme normal passe à un mécanisme dans lequel les contractions ventriculaires prématurées remplacent les battements normaux alternés. La figure 27 provient d'un cas d'insuffisance mitrale. Dans la figure 28, $a = b$. — *Apex* : pointe du cœur.

prématuré la période complète est moindre (fig. 31), (*b*). Il y a une secousse saillante et un gonflement des veines du cou (fig. 30) au moment où arrive le battement ventriculaire prématuré. Cela se produit de la manière suivante : Le battement ventriculaire, en arrivant prématurément, coïncide ordinairement avec une contraction auriculaire rythmique de sorte que les deux cavités du cœur sont ensemble en systole (voy. fig 22). Par suite de cette contraction simultanée, l'oreillette, pendant un cycle isolé, ne peut pas se vider dans le ventricule et refoule le sang dans les veines (c). Par le synchronisme du battement ventriculaire prématuré

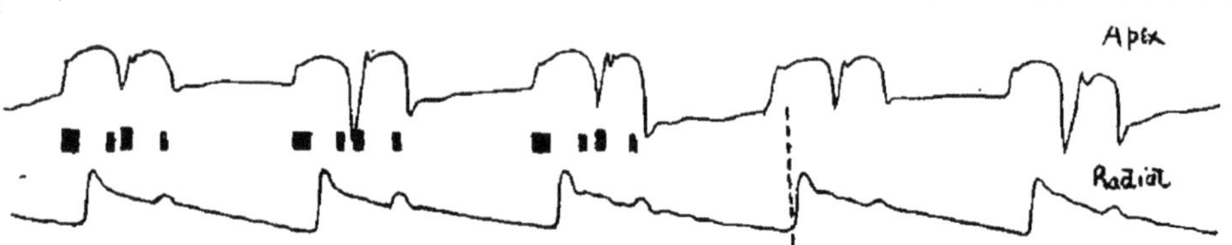

Fig. 29. — Contractions ventriculaires prématurées qui remplacent chaque second battement normal. Les bruits du cœur sont groupés par quatre. Le pouls a la forme appelée pouls bigéminé. — *Apex :* pointe du cœur.

avec la contraction auriculaire rythmique, le premier bruit correspondant est souvent exagéré.

Quand le battement prématuré suit des couples de battements normaux, ou alterne avec des battements normaux, on peut trouver les signes *b* et *c*, mais *a* est ordinairement sans valeur, à moins que la transition d'une période de trouble à une période de rythme normal ne soit enregistrée graphiquement (comme dans les figures 28 et 32). On peut alors établir une comparaison entre les longueurs des cycles cardiaques troublés et non troublés. Ainsi dans la figure 28 les longues pauses ont exactement deux fois la longueur des courtes, *a* est égal à *b* ; les contractions prématurées naissant dans le ventricule ont amené une exacte réduction de moitié de la fréquence du pouls. Dans la figure

32 la pause suivant la contraction prématurée n'est pas compensatrice, *a* est plus long que *b* (voy. fig. 23).

Les effets des battements prématurés sur les signes d'auscultation quand il y a des souffles

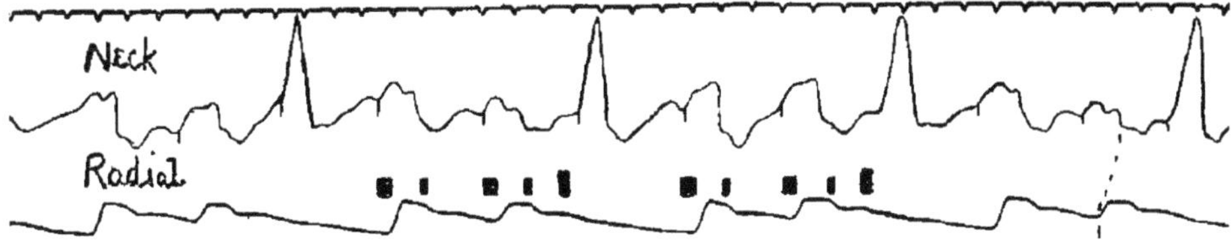

Fig. 30. — Tracés du cou et de la radiale. Des contractions ventriculaires prématurées remplacent chaque troisième battement normal, mais ne modifient pas le pouls. Un premier bruit exagéré et une onde saillante facilement visible au cou accompagnent chaque battement prématuré. Ces phénomènes résultent de contractions simultanées de l'oreillette et du ventricule. — *Neck* : cou.

sont variés. Cependant on peut en prévoir le plus grand nombre si l'on a bien saisi les prin-

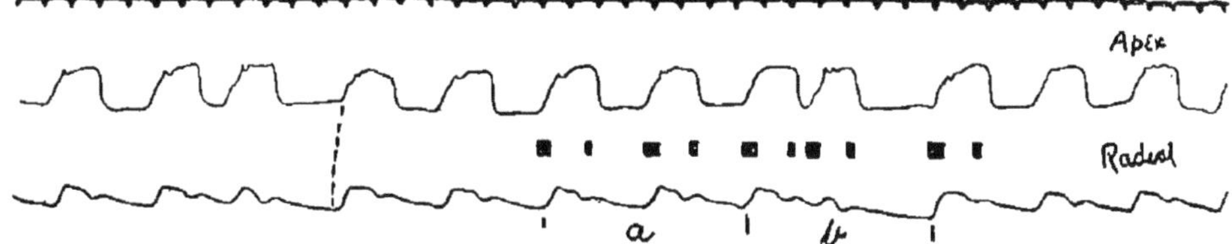

Fig. 31. — Tracés de la pointe et de la radiale montrant des contractions auriculaires prématurées occasionnelles, *a* est plus grand que *b*. — *Apex* : pointe du cœur.

cipes généraux. On trouvera un souffle mitral systolique aussi bien avec un battement prématuré qu'avec un battement rythmique (fig. 27) ; mais il est ordinairement court et peut manquer. A la base, dans la maladie aortique, il y a un souffle systolique ou diastolique quand le battement prématuré soulève les valvules aor-

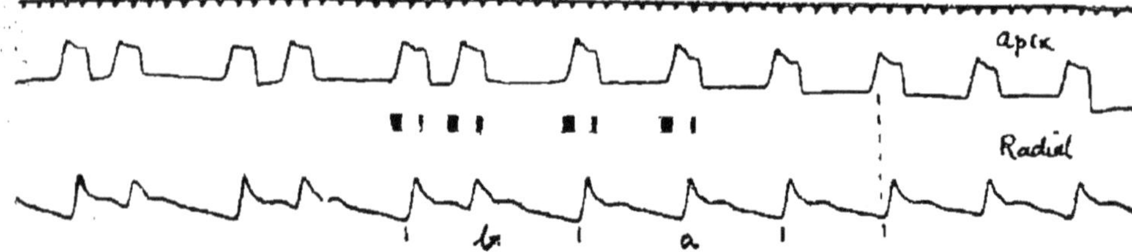

Fig. 32. — Bigéminie ou battements couplés du cœur résultant de contractions *auriculaires* prématurées passant au rythme normal; *a* est plus grand que *b*. — *Apex* : pointe du cœur.

tiques (fig. 33) ; d'un autre côté, dans la sténose mitrale, le souffle mitral présystolique manque, que le battement prématuré soit auriculaire ou

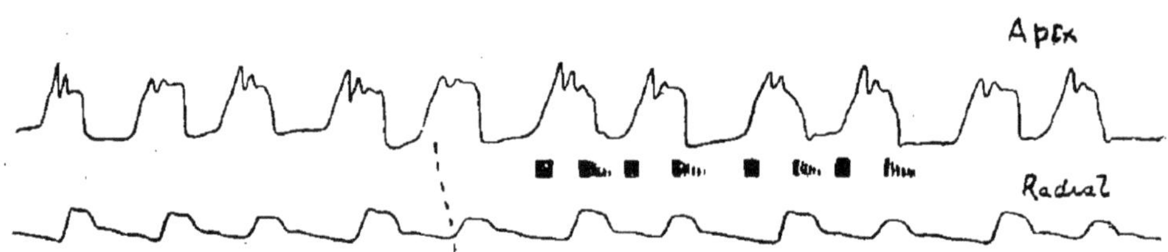

Fig. 33. — Bigéminie résultant des contractions auriculaires prématurées. Les battements sont couplés dans les tracés de la radiale et de la pointe. Il y avait insuffisance aortique. — *Apex* : pointe du cœur.

ventriculaire, mais dans le premier cas il est souvent remplacé par un bruit présystolique. L'absence du souffle présystolique dans le cas de battement auriculaire peut être attribué soit à la faiblesse de la contraction prématurée, soit à sa coïncidence avec la systole ventriculaire précédente.

On entend des bruits du cœur plus complexes dans les cas où le battement prématuré soulève les valvules pulmonaires sans soulever les valvules aortiques comme cela arrive quelquefois. Le second bruit pulmonaire existe, mais le second bruit aortique manque. Ce phénomène a été faussement attribué à une hémisystole, la présence du second bruit du cœur droit et l'absence de celui du cœur gauche ayant été prises pour des preuves de l'activité et du repos de chacun des ventricules.

Phénomènes subjectifs qui accompagnent les contractions prématurées

Chez un très grand nombre de ceux qui en sont atteints, les troubles du rythme cardiaque passent inaperçus. D'un autre côté, les battements prématurés sont une cause fréquente de ce que les malades appellent « palpitations ». Le symptôme est plus accentué chez les jeunes sujets surtout du sexe féminin, chez ceux atteints d'irritabilité nerveuse. Quand ils sont nombreux, ils occasionnent parfois un véritable tourment; en attirant l'attention sur le cœur ils amènent souvent de l'agitation, de l'anxiété. Les sensations éprouvées sont exagérées par la dépression de la santé générale, par la fatigue, les émotions. Ils sont souvent plus marqués après des excès de tabac, après un gros repas ou après l'exercice.

Règle générale : la contraction prématurée passe inaperçue ; la longue pause qui suit réveille une sensation de malaise ou d'oppression dans la poitrine ou une sensation de « vide », tandis que la contraction du cœur qui suit est accompagnée d'un sentiment de choc contre les parois de la poitrine et souvent d'une sensation de constriction de la gorge. Les malades chez qui ces sensations sont vives, quelquefois avalent, toussent, ou font une forte inspiration dès qu'ils les éprouvent. Quand un certain nombre de battements prématurés se succèdent à courts intervalles quand le malade les sent fortement, l'anxiété peut être profonde, il peut en résulter de la faiblesse, du refroidissement des extrémités et même des sueurs.

Pronostic et traitement

Il faut bien savoir qu'en parlant de la valeur pronostique des battements prématurés, je parle de ces battements sans faire allusion aux états morbides qui les accompagnent. L'étude des tableaux donnés précédemment montre que quand ils sont fréquents et persistants ils accompagnent souvent de graves affections du cœur ; mais ce fait n'a aucun rapport avec la question que nous avons à résoudre. Les lésions associées donnent les indications pronostiques qu'elles comportent ; nous nous demandons si un cœur qui ne présente pas d'autres signes peut être regardé comme sain et si, dans le cas d'un cœur malade, l'avenir est plus sombre.

Il faut admettre que tous ces battements sont une preuve nette d'un état pathologique et que le processus pathologique a son siège dans les tissus du cœur. La présence de contractions prématurées est une indication de trouble de la nutrition cardiaque temporaire ou permanente, mais c'est un fait dont il ne faut pas exagérer l'importance. Nombre de personnes ont temporairement des battements prématurés qui ne se reproduisent pas, dont le cœur ne manifeste alors, ni plus tard, aucun signe d'autre affection. Dans ces cas, on ne peut pas supposer que la perturbation de la fonction cardiaque a été plus que transitoire ou que sa nature a été sérieuse. Les observations et les recherches nous apprennent aussi que ces troubles peuvent être constants et durer longtemps, que ceux qui les ont peuvent les avoir depuis la jeunesse jusqu'à un âge avancé, sans pourtant présenter d'autre signe ou d'autre symptôme d'incapacité du cœur. On peut donc dire qu'en eux-mêmes les battements prématurés ne peuvent pas être regardés comme des preuves que le muscle cardiaque est touché sérieusement bien qu'il puisse l'être souvent.

La question peut être examinée à un autre point de vue. Les contractions prématurées, quand elles sont fréquentes, doivent inévitablement augmenter le travail du cœur, mais il n'est pas facile d'évaluer cette augmentation. Il est probable qu'elle n'est pas importante, car si le muscle est réellement compromis, si de fréquentes contractions prématurées se produisent périodiquement, on ne trouve qu'un léger changement dans l'état du malade, de temps en temps, et l'on ne peut soupçonner que dans de rares occasions une gêne sérieuse de la circulation. Les observations modernes tendent donc à diminuer la signification de ces battements. En fait on a enseigné qu'on pouvait ne pas en tenir compte au point de vue de l'avenir. A mon point de vue, il faut être un peu plus réservé. Les contractions prématurées constituent une défectuosité et en sont le témoignage ; il y a une imperfection mécanique, la nutrition cardiaque est altérée ; et plus les interruptions sont fréquentes, plus les défectuosités sont marquées. En outre, les battements prématurés isolés témoignent de la présence d'un processus qui peut amener des irrégularités cardiaques de nature plus sérieuse. Ils peuvent être les précurseurs d'états graves que l'on étudiera dans les chapitres suivants. Les battements prématurés, la tachycardie paroxystique vraie et la fibrillation ont une base pathologique commune. Elles sont, les unes comme les autres, le résultat de la formation dans le cœur de nouvelles incitations. De même qu'il est vrai que la majorité des cœurs qui présentent des contractions prématurées peuvent ne jamais présenter de désordres plus graves, de même il est exact que ces désordres se produisent le plus souvent sur des cœurs qui ont présenté souvent des interruptions isolées. En conséquence, parmi les cœurs que nous examinons aujourd'hui, quelques-uns ont des contractions prématurées et d'autres n'en ont pas. Si plus tard surviennent de graves irrégularités, on les verra plus souvent dans le premier cas que dans le second.

Je peux me résumer en disant que si les contractions prématurées ont, sans contredit, une importance relativement insignifiante en comparaison de beaucoup de formes d'irrégularités cardiaques, il n'est pas sage de n'en pas tenir compte. Quand on les constate, cela ne suffit pas pour transformer en impotent, en invalide, celui qui en est atteint, il faut de temps en temps faire un nouvel examen.

On a déjà donné une première indication au sujet du traitement. La présence de battements prématurés n'exige pas une limitation des exercices physiques, elle ne doit pas nuire à la vocation ou aux distractions du malade. Il ne faut faire de restrictions que quand d'autres signes les indiquent, ou quand un fait particulier ou une occupation est la cause bien nette de symptômes pénibles. L'anxiété que ces battements produisent chez quelques sujets doit être apaisée par des paroles rassurantes. On ne connaît pas de médicament qui puisse les influencer ; la digitale comme premier secours est contre-indiquée. Les symptômes disparaissent ordinairement ou sont considérablement modifiés par les bromures à la dose de 2 gr, 50 à 5 grammes ou plus par jour. Ces médicaments sont surtout utiles pour aider un malade nerveux ou excitable à surmonter une période de troubles.

CHAPITRE V

TACHYCARDIE PAROXYSTIQUE

Définition

Tachycardie paroxystique est une expression qui a été appliquée et l'est encore à plusieurs phénomènes différents. Pour plus de clarté, je l'emploie dans un sens restreint et la définis comme un état dans lequel de temps en temps le mécanisme normal est brusquement noyé dans des contractions rapides du muscle répondant à une série de nouvelles incitations rythmiques et pathologiques[1].

Nature de la tachycardie paroxystique

Il a été établi que le centre régulateur normal du cœur est situé à l'union de la veine cave

1. En donnant cette définition, j'ai exclu exprès toutes les accélérations du rythme normal ou du rythme du sinus, car elles dépendent de l'innervation. J'ai aussi exclu une forme de tachycardie irrégulière qui a un rapport avec celle décrite dans ce chapitre. On l'examinera dans le chapitre suivant.

supérieure et de l'oreillette droite. La fréquence habituelle avec laquelle les incitations rythmiques partent de ce foyer est de 72 à la minute chez l'adulte. Il peut se développer un nouveau centre où se forment des incitations, dans une portion quelconque de la paroi du cœur. Si ce centre provoque des réponses du muscle plus fréquentes que le rythme normal, tant qu'il est en activité il règle les mouvements de tout le cœur. Tels sont les paroxysmes que nous allons étudier. Ils consistent en accélérations subites de la fréquence du cœur éveillées par de nouvelles incitations pathologiques. Les paroxysmes peuvent être regardés tant cliniquement que pathologiquement comme formés essentiellement d'une série régulière de battements prématurés. Les nouvelles incitations sont élaborées dans un foyer unique, ce qui explique la régularité de la série et ce foyer est habituellement ou toujours situé en un point éloigné du centre régulateur[1].

La figure 34 commence avec trois battements normaux, la quatrième contraction auriculaire (*p*) est prématurée. Jusqu'à ce point, le dia-

1. Constatation basée sur ce que l'on voit dans les tracés électro-cardiographiques.

gramme est identique avec celui de la figure 23[1], il diffère du premier dessin par la répétition de la contraction anormale; cinq de ces battements se suivent en ce succédant régulièrement et rapidement. Toutes les fois le ventricule répond. Le paroxysme se termine et ce point

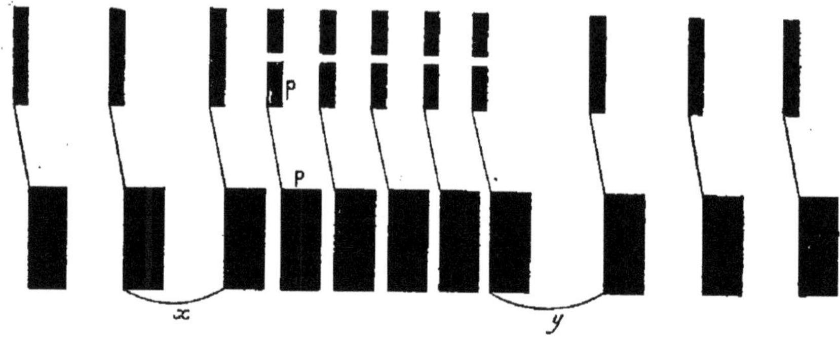

Fig. 34. — Représentation diagrammatique d'un court paroxysme de battements auriculaires prématurés, paroxysme de tachycardie. Les battements auriculaires anormaux sont divisés à leurs centres. Chacun produit une réponse ventriculaire. Le premier battement anormal occupe la même position relativement au battement précédent que celui de la figure 23. Ce court paroxysme se termine par une pause y ; y est plus longue que x.

est marqué par une pause (y) qui est plus longue que la pause (x) qui existe entre les battements du rythme normal[2]. Sa longueur est

1. Dans les deux diagrammes j'ai coupé le rectangle auriculaire pour appuyer sur le point d'origine anormal des contractions pathologiques.

2. L'intervalle (x) a été choisi exprès au début du paroxysme parce que le rythme rétabli de l'ancien centre régulateur est souvent lent pendant quelques cycles. Pour simplifier, on n'a pas figuré ce retard, mais on y reviendra plus tard.

généralement celle de la pause qui suit une contraction prématurée isolée (voir fig. 23).

Il est important d'avoir une conception pathologique claire de ce trouble. On ne reconnaît pas l'influence des nerfs sur ce nouveau centre d'incitations. En fait, les nouveaux rythmes ne sont soumis que d'une manière limitée à l'influence du pneumogastrique et du sympathique.

Les points où peuvent se développer les nouveaux rythmes sont nombreux. Le foyer anormal est généralement situé dans l'oreillette et la succession habituelle des contractions est, par suite, conservée dans les cavités du cœur. Mais il peut être ventriculaire et l'oreillette répond en sens inverse aux battements ventriculaires. On comprendra suffisamment les principaux caractères du mécanisme, en examinant de près la variété auriculaire plus commune. Le diagramme montre un paroxysme de cinq battements ; cette courte série permet d'en voir soit le début, soit la fin. En réalité, l'attaque peut durer quelques secondes ou plusieurs mois ; quelle qu'en soit la longueur, le mécanisme reste le même, mais les symptômes varient avec la durée.

La fréquence des nouveaux rythmes peut

osciller de 110 à 320 à la minute ; mais pendant la plupart des paroxysmes le cœur se contracte à 140-190 fois à la minute.

Étiologie et rapports pathologiques. Age. — La tachycardie paroxystique arrive à tous les âges après dix ans. Les limites d'âge dans les cas observés sont onze et soixante-quatorze ans. Dans ma statistique qui comprend 29 cas, le nombre de cas suivant les âges est le suivant :

Age	10-20,	20-30,	30-40,	40-50,	50-60,	60-70,	70-80
	2	8	4	3	6	4	2

Ces chiffres sont peu élevés parce que cette affection est rare en comparaison des autres désordres cardiaques. J'ai, par suite, cherché les cas publiés auparavant ; j'en trouve plusieurs à onze ans; mais en prenant tous les chiffres, la plus grande fréquence est entre trente et soixante ans.

Sexe. — Dans ma statistique il y a 18 hommes et 11 femmes ; c'est-à-dire que cette affection est bien plus fréquente chez les hommes que chez les femmes. Cette proportion est assez d'accord avec d'autres observations, bien que peut-être le nombre des hommes soit moins grand dans l'ensemble.

L'*hérédité* a été incriminée, mais on manque de preuves pour montrer son influence directe.

Rapports avec les maladies infectieuses. — Dans la moitié des cas on ne signale pas de maladie antérieure autre que les maladies de l'enfance. Le rhumatisme aigu est la seule infection qui soit fréquente. Dans ma statistique, 9 malades en avaient souffert et 1 avait eu la chorée. Les observations antérieures signalent moins souvent ce fait. Des cas accidentels paraissent s'être développés immédiatement après la malaria, la rougeole et la fièvre scarlatine ; un petit nombre de malades avaient eu la syphilis.

Associations morbides. — La plupart des cas de tachycardie paroxystique ne présentent pas de signe de lésion valvulaire et chez un grand nombre de malades il y a peu ou pas de dilatation dans les intervalles entre les paroxysmes.

Néanmoins, chez quelques-uns, le cœur répond moins bien, ils deviennent essoufflés après un léger exercice. En admettant la dilatation en l'absence de lésion valvulaire, une oppression exagérée après l'exercice et le développement ultérieur de signes plus sérieux d'insuffisance cardiaque, comme des signes de dégénérescence du myocarde, j'ai mis 9 malades dans ce groupe. La seule lésion valvulaire à remarquer est la sténose mitrale que je trouve dans 10 de mes cas.

Tachycardie paroxystique et associations morbides

Sténose mitrale	10
Dégénérescence du myocarde	9
Maladie artérielle (avec et sans angine)	2
Anévrysme (thoracique)	1
Maladie rénale et dilatation cardiaque	1
Tuberculose pulmonaire précoce	1
Pas d'autres signes	5
	29

Causes provocatrices des attaques. — L'exercice ou un trouble émotionnel sont les deux causes principales qui provoquent des attaques chez ceux qui y sont prédisposés, et le nombre des cas où l'observation parle de paroxysmes provoqués de cette manière est remarquable. Si le premier accès survient à la suite d'un effort exceptionnel, cela suffit souvent pour qu'on attribue tous les autres à des efforts violents, mais on peut se demander si l'effort est tout ; il est bien plus probable que dans tous les cas il y ait une lésion ou une modification du muscle. La flatulence, d'autres troubles digestifs et surtout certaines postures sont les principales autres causes provocatrices des crises.

Anatomie pathologique. — Quand on a pu faire une autopsie, les lésions les plus fréquentes ont été constatées dans les parois du cœur. Dégénérescence fibreuse, pâleur, friabilité, atrophie, gêne dans la circulation cardiaque artérielle, sont les choses principales que l'on voit à l'œil nu. Les lésions histologiques sont encore à trouver. Dans quelques cas de tachycardie on a vu des lésions nerveuses, mais leur rapport avec cet état spécial dont nous nous occupons, est plus que douteux.

Comment reconnaître les nouveaux rythmes. — Une fréquence du cœur à 180 ou plus, chez un adulte est ordinairement le résultat de formation pathologique d'incitations, et c'est spécialement le cas quand on sait qu'il y a lésion cardiaque. *La fréquence du battement du ventricule est conservée quand le malade passe de la station debout à la position couchée.* Elle change tout au plus de quelques battements à la minute, même si le malade est maintenu couché pendant de longues périodes de temps. Un signe physique de la plus grande importance diagnostique se voit au début et à la fin d'une attaque : l'augmentation et la diminution de la fréquence à ces moments est absolument brusque. Chez les malades qui ont conscience de la rapidité du cœur, quand on ne peut pas voir le commencement et la fin de l'attaque, on peut, en les questionnant avec soin, découvrir le changement subit du rythme.

Il peut y avoir d'autres signes physiques importants quoique leur signification ne soit pas si grande. Une pulsation saillante et *palpable* dans les veines de la base du cou se voit souvent. Le pouls artériel est souvent irrégulier comme force et, à un premier examen, peut donner une fausse impression d'un ventricule battant irrégulièrement. Il n'y a pas d'observation plus trompeuse que le compte de la fréquence du pouls fait de la manière ordinaire pendant les paroxysmes. Il faut le contrôler au battement de la pointe, soit par la palpation, soit par l'auscultation. Les bruits du cœur donnent l'impression de tic-tac et les souffles que l'on peut avoir notés auparavant disparaissent ordinairement quand la fréquence du cœur a augmenté. Ce dernier signe a de la valeur dans le rétrécissement mitral où ces attaques sont relativement fréquentes; le souffle présystolique rude disparaît chez un malade qui a un cœur régulier et accéléré, la disparition de ce souffle peut généralement être attribuée au ébut d'un rythme anormal. Chez les malades qui souffrent périodiquement de tachycardie, la présence de battements prématurés occasionnels pendant les périodes de repos donne fortement à penser que la tachycardie est due à la production d'un nouveau rythme.

On voit les tracés aux figures 35-37. Dans la figure 35 on voit le début et la fin de la période de tachycardie due à la formation anormale d'incitations à un nouveau foyer auriculaire. Les périodes lentes à gauche et à droite sont irrégulières parce que des contractions prématurées les interrompent. On voit dans les figures 36 et 37 les terminaisons de deux longs paroxysmes. Les caractères à noter dans ces tracés sont multiples. Les changements de fréquences du ventricule, de la lenteur à la rapidité et de la rapidité à la lenteur, sont tout à fait brusques. A la suite de chaque paroxysme il y a une pause relativement longue et celle-ci est la première d'une série de pauses dans une période de fréquence ralentie. Le rythme à la terminaison vraie est presque toujours plus lent que le rythme moyen pendant les périodes de repos ; l'accélération que l'on voit

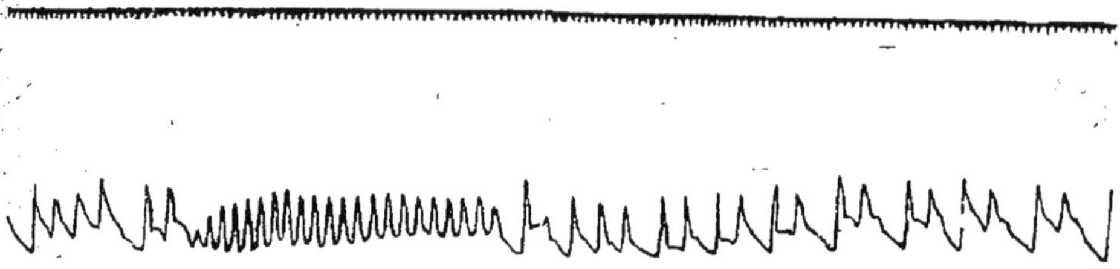

Fig. 35.

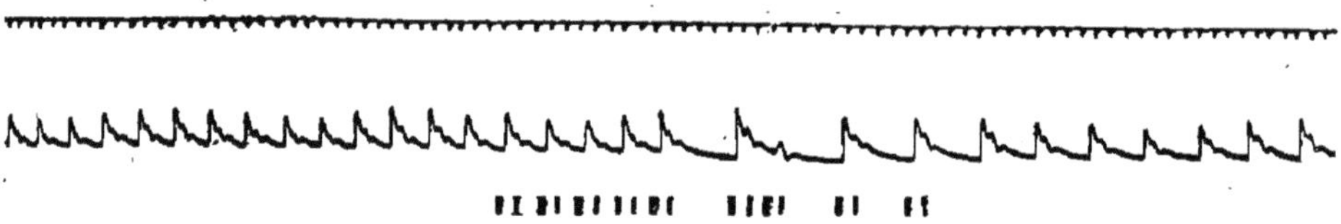

Fig. 36.

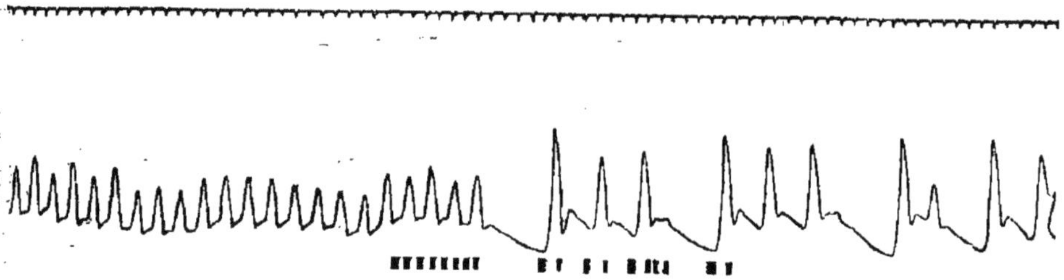

Fig. 37.

Fig. 35 à 37. — Trois courbes radiales prises dans des cas séparés de tachycardie paroxystique. On voit dans la figure 35 un paroxysme court et complet. Dans les figures 36 et 37 on voit les terminaisons de paroxysmes plus longs, les pauses par lesquelles ils se terminent, l'irrégularité des périodes lentes et la régularité des périodes rapides.

bien dans la figure 36 arrive immédiatement après la terminaison. Le rythme lent est interrompu par des contractions prématurées occasionnelles. On peut montrer par des méthodes spéciales que celles-ci ont le même point d'origine que le paroxysme.

Symptomatologie de la tachycardie paroxystique

On peut dire que moins les attaques sont fréquentes, plus longue est leur durée. Chez un malade donné, la durée des attaques est assez constante, les paroxysmes se ressemblent d'une fois à l'autre. Les paroxysmes de quelques secondes ne sont pas rares, les attaques qui durent plusieurs heures sont les plus fréquentes. Il est rare que ces nouveaux rythmes durent plusieurs semaines ou plusieurs mois. La durée des attaques varie entre ces limites.

Les symptômes qui accompagnent les tachycardies de ce genre varient de nature et de degrés. Ils dépendent absolument de la durée de l'attaque, du rythme du cœur pendant cette attaque et de la réponse fonctionnelle du cœur. Parmi ceux qui ont des attaques courtes, on trouve souvent un malade qui oublie que son cœur est rapide ; quand cela arrive, c'est spécialement le cas d'un sujet d'un âge avancé, d'un caractère flegmatique ; ou bien il n'est conscient des attaques passagères que quand on attire son attention sur celles-ci et sur les phénomènes qui les accompagnent. Les paroxsymes qui durent une demi-heure ou plus sont presque invariablement accompagnés de symptômes frappants qui s'aggravent avec la durée de l'attaque.

Le début immédiat est signalé par une sensation de gêne dans la région du cœur et cette gêne peut arriver à des palpitations légères ou violentes. Souvent il y a tremblement ou agitation dans la poitrine et un battement au cou. Les effets généraux comme la lassitude, l'épuisement, le refroidissement et les sueurs sont les premiers symptômes. Plus tard arrivent de la flatulence, de la salivation, des nausées et des vomissements. Ces symptômes alimentaires se voient dans la première heure du début, et quelquefois plus tard et persistent ordinairement tant que le rythme du cœur se maintient. Ils accélèrent l'épuisement qui est fréquent et très visible dans les attaques de longue durée.

Chez beaucoup de malades s'ajoute un certain nombre de symptômes qui se rapportent au cœur. On peut les diviser en deux groupes. D'abord les symptômes angineux variant d'intensité depuis une légère douleur précordiale ou une sensation de compression avec sensibilité de la peau jusqu'à une douleur violente, continue, s'irradiant d'une manière caractéristique à la poitrine, au cou, au bras gauche ou aux deux bras, et à l'abdomen. Il y a de grandes zones d'hyperalgésie correspondant à la distribution des dernières racines nerveuses cervicales et aux premières thoraciques qui persistent après que l'attaque a cessé ; elles sont accompagnées de sensibilité des tendons des sterno-mastoïdiens et des muscles deltoïdes, pectoraux, etc. Les malades se plaignent de constriction de la poitrine qu'ils décrivent de plusieurs manières : compression par une bande, sensation d'étreinte, difficulté à respirer. Le second groupe de symptômes est la conséquence de la gêne du cœur à se vider. Chez un certain nombre de malades, quand l'attaque continue, les limites de la matité cardiaque s'éloignent peu à peu de la ligne médiane et comme la pâleur, qui est souvent un des premiers symptômes, devient de plus en plus marquée, on voit survenir de la cyanose, de l'engorgement veineux général. Les veines se gonflent progressivement ; les yeux semblent enfoncés, au-dessous paraissent des zones noires, le malade s'agite. Le foie fait saillie en bas, on sent son bord inférieur qui peut dépasser l'ombilic. Il y a de la sensibilité quand on le comprime, on y sent des pulsations. Les muscles de l'abdomen deviennent de plus en plus tendus, il y a de la douleur à l'épigastre et à l'hypochondre droit. Exceptionnellement, boursouflure des chevilles et de la face après une attaque de longue durée. La rate peut aussi être plus volumineuse. Souvent il y a de la toux avec expectoration mousseuse parfois teintée de sang, des signes d'engorgement des poumons sous forme de râles sibilants et de râles humides. Dans les dernières phases, le collapsus du malade est prononcé. L'attaque peut se terminer par une déchéance progressive, délire, ascite, anasarque général et mort. Parfois la mort subite termine l'attaque, mais la grande majorité des paroxysmes cesse à la reprise brusque du rythme normal. La véritable cessation de l'attaque est marquée par des symptômes particuliers, une douleur en coup de poignard dans la poitrine, un ou plusieurs coups énergiques du cœur, mais, règle générale, le malade ne parle que du soulagement qu'il éprouve. Rien n'est plus remarquable que la rapidité avec laquelle la circulation naturelle se rétablit quand arrive la chute brusque de la fréquence. La dilatation du cœur, l'engorgement des veines du cou qui l'accompagnent, s'évanouissent comme par enchantement. Le foie revient sous les côtes, la respiration est libre, la douleur cède et les autres symptômes disparaissent. Le malade émet des gaz nombreux, une urine abondante et claire, après l'attaque.

L'épuisement qui suit les attaques graves varie de degrés, la toux peut continuer pendant quelques heures ou quelques jours, la sensibilité de la peau et des muscles persiste un certain temps.

Diagnostic différentiel

Le diagnostic de la tachycardie paroxystique pendant une attaque repose sur un examen attentif des antécédents du malade, des signes physiques et des symptômes énumérés plus haut. Règle générale : il y a peu de difficulté, mais il y a pourtant des erreurs dont il faut citer les principales. La plupart proviennent de ce que certains symptômes sont plus saillants et qu'on les rapporte à d'autres organes ; par suite, on fait à la hâte ou on ne fait pas l'examen de l'organe qui est en faute. La stase pulmonaire avec matité et crépitations aux bases peut être attribuée à une pneumonie. C'est une erreur qui ne devrait pas se produire car il y a toujours en même temps des signes de congestion veineuse d'autres organes. Quand cette erreur est commise, je crois qu'on peut avec raison l'attribuer à ce fait qu'on a mal compté les pulsations, que le nombre trouvé est inférieur à la réalité. Cette erreur me permet d'insister sur cette règle que l'on doit compter les battements non pas au poignet mais à la pointe du cœur.

La douleur angineuse ayant son maximum dans l'abdomen et étant accompagnée de rigidité des muscles de cette région, le vomissement et les signes de collapsus ont été pris pour des signes de perforation d'un ulcère gastrique et, par suite, on a fait une laparotomie inutile et dangereuse, et cela chez un malade dont on avait négligé la dilatation cardiaque, l'engorgement veineux et l'accélération excessive du cœur, parce qu'il n'y avait pas de cyanose bien marquée.

Un grand nombre de cas sont groupés sous la dénomination assez large de « surmenage du cœur ». Cela s'applique surtout aux malades dont la première attaque a été provoquée par un effort.

Je connais plus d'un cas dans lequel « Dilatation cardiaque aiguë » a suffi comme diagnostic chez une femme enceinte souffrant en réalité de rhumatisme cardiaque avec sténose mitrale. Des antécédents rhumatismaux ne sont pas rares dans les cas de tachycardie paroxystique, et les souffles caractéristiques d'une sténose mitrale, quand cette lésion existe, sont ordinairement masqués pendant l'attaque. Du rhumatisme aigu dans les antécédents ou un léger thrill systolique avec un souffle à la pointe peuvent conduire à une interprétation plus correcte du cas.

La principale difficulté se trouve, comme ces cas l'indiquent, quand on voit la première fois un malade dans une attaque, surtout si l'on n'a pas de renseignements précis. Quand un rythme régulier du cœur dépasse 160 à la minute chez un adulte on doit toujours penser d'abord à la présence d'un nouveau rythme plutôt qu'à une accélération du rythme normal. On peut même le soupçonner avec des chiffres plus bas. Les modifications de la fréquence du cœur suivant la position sont importantes. Il est parfaitement vrai qu'on trouve le pouls très fréquent dans le goître exophtalmique, dans la tuberculose pulmonaire, dans l'alcoolisme et dans d'autres états, mais la présence ou l'absence des maladies, de l'intoxication en question peuvent ordinairement être établies et le diagnostic être fait. Si on n'a pas de preuve positive que l'accélération ait cette origine, l'examen de la fréquence du cœur suivant les positions peut être utile. Dans les états cités plus haut, il y a une diminution marquée ou notable du chiffre du pouls au moment où le malade prend la position couchée ou peu après. Quand nous avons affaire à un nouveau rythme, la position modifie le chiffre d'une manière inappréciable, si elle le modifie; ce chiffre n'est pas changé par des déglutitions répétées ni par la suspension de la respiration. Une tachycardie persistante de 140 ou plus qui se maintient dans ces conditions variées doit toujours faire penser à la présence d'un rythme nouveau du cœur.

Les malades qui sont sujets à des attaques

relativement courtes, cherchent parfois un avis pendant la période de repos, se plaignant d'attaques de faiblesse, de palpitations, de battements de cœur, etc. On peut soupçonner la véritable nature de la maladie ou en avoir la preuve par un examen soigneux. Le récit des sensations, au début ou à la fin, a beaucoup de valeur. L'absence complète de symptômes ou de signes physiques de gêne cardiaque, surtout l'absence de battements prématurés fréquents ou accidentels pourraient faire penser à des causes autres que celles que nous examinons, sans exclure définitivement ces dernières. Chez un sujet nerveux, la force excessive du cœur, la conscience excessive du battement sont les explications les plus problables. Dans les cas douteux il faut tâcher d'examiner le cœur pendant une attaque. Un examen prolongé du malade est parfois récompensé par la découverte de courts paroxysmes de véritable tachycardie paroxystique, car le malade qui en est atteint est souvent sujet à des attaques plus nombreuses que celles dont il a conscience.

Pronostic

Le pronostic des attaques isolées renferme un élément d'incertitude. La mort, pendant les paroxysmes, est survenue dans un assez grand nombre de cas, mais la grande majorité des paroxysmes se termine par la guérison. Il faut insister sur plusieurs points du pronostic. Les symptômes présentés par le malade dépendent beaucoup de la réaction du système nerveux ; les sujets nerveux, surtout les femmes, s'inquiètent inutilement. Il faut considérer la durée du paroxysme que l'on observe, et la longueur des crises précédentes. L'avenir est plus menaçant si, après une continuation de plusieurs jours, le cœur donne des signes d'un affaiblissement progressif manifestés par une augmentation constante de ses dimensions et par de la stase pulmonaire et abdominale. La force du pouls n'est pas une indication, il peut être à peine perceptible dans des attaques répétées. Les symptômes les plus graves sont l'augmentation de la gêne respiratoire, conséquence de l'œdème pulmonaire, le délire et l'anasarque. Néanmoins, il arrive souvent que quand la gêne est profonde le paroxysme prend fin et le malade passe en quelques minutes d'un état qui paraît de la plus grande gravité à un bien-être relatif ; il est sauvé.

Le pronostic de la maladie dans sa totalité doit être basé sur deux considérations principales : d'abord, et ce qui est le plus important, sur une juste appréciation de l'endurance du muscle cardiaque et secondement sur la gravité des épreuves par lesquelles il passe. On se rend compte de l'état du muscle d'après les signes et symptômes observés entre les attaques et par la réaction à un effort modéré. Le pronostic, dans un cas de tachycardie paroxystique, est le même que celui d'un cas semblable qui ne présente pas d'attaques, mais avec les réserves suivantes : les attaques sont en elles-mêmes d'importantes indications de la lésion du muscle et les attaques mettent souvent la vie du malade en danger. La réaction du cœur aux attaques a aussi son importance. Un cœur sain réagit à une simple augmentation du rythme arrivant à se doubler par une *diminution* de son volume et la circulation peut être maintenue pendant de longues périodes. Un muscle malade réagit en se dilatant. Le degré de dilatation et la rapidité de son début et de ses progrès indiquent par conséquent le degré de la lésion du muscle.

Pour être fixé sur le second point, il faut examiner la longueur et la fréquence des attaques et le rythme du cœur pendant ces attaques. Mais comme elles peuvent cesser et ne pas revenir, comme nous ignorons le degré de détérioration, s'il y a détérioration, que chaque paroxysme produit sur le cœur, la valeur de ces examens pour un pronostic complet est limitée. La possibilité de la mort dans ces crises est incertaine ; il faut donc être réservé dans le pronostic quand les paroxysmes sont de longue durée.

Le pronostic, dans les cas où il y a peu de signes d'altération du muscle cardiaque, où les paroxysmes sont rares et durent quelques heures, et où le rythme n'est pas très rapide, est favorable. Ces paroxysmes n'abrègent pas la vie et chez les jeunes sujets on peut, sans hésitation, parler d'une longue survie. Ces malades désirent toujours savoir s'ils seront à jamais débarrassés de leurs attaques. On peut leur répondre que, sans pouvoir promettre leur disparition, l'avenir paraît bon. Le pronostic repose sur cette base, mais quand les lésions du muscle ou des valvules apparaissent, que les attaques sont plus longues et plus fréquentes, quand l'accélération du cœur est plus grande, que le patient est plus âgé, il y a moins d'espoir.

Traitement

Le traitement de la tachycardie paroxystique peut être considéré à deux points de vue : le traitement des attaques et le traitement du malade dans le cours de la maladie.

Connaissons-nous un remède qui infailliblement fera disparaître un paroxysme de tachycardie ? La réponse est négative. J'ai souvent vu des attaques qui avaient duré plusieurs heures se terminer brusquement après l'administration de certains médicaments ou après certaines interventions. Les malades qui y sont sujets connaissent et adoptent certains modes de traitement. Dans quelques cas une position donnée : s'asseoir en mettant la tête entre les genoux ou se coucher sur le dos, est un remède certain. Un vomitif, le soulagement de la flatulence, une forte compression de la gaine de la carotide et du nerf vague qu'elle contient, d'un seul côté, l'application d'une ceinture abdominale serrée peuvent dans des cas donnés être efficaces immédiatement et d'une manière constante. J'ai vu l'application d'un sac de glace sur la région précordiale, remède qui soulage toujours, terminer rapidement les attaques. De même elles ont cessé peu après l'administration d'une seule injection intraveineuse de digitaline $\frac{1}{100}$ ou de strophantine $\frac{1}{250}$. Mais bien plus souvent ces remèdes n'ont aucun effet et le traitement que l'on adopte finalement est palliatif ou symptomatique. Il faut recommander le repos et céder aux désirs du malade pour ce qui est de la position à prendre. Le plus souvent ces malheureux préfèrent être couchés, bien soutenus par des oreillers ; quelquefois ils préfèrent rester debout. Régime liquide, doux, aussi restreint que possible. L'eau ou le lait glacé sont bien supportés et rendent souvent service.

Des applications locales, le sac de glace, un emplâtre de moutarde, des sangsues ou des ventouses sur un organe distendu ou douloureux, que ce soit le cœur ou le foie, apportent souvent un grand soulagement. La douleur, si elle est générale, peut être combattue par des médicaments plus généraux comme le chloral ou la morphine. Mais on n'a pas souvent besoin de ces médicaments. Dans les longs paroxysmes il est essentiel de faire dormir le malade ; heureusement on peut employer le chloral et les opiacés, sans danger. Les engorgements sérieux du cœur, les signes d'un œdème progressif du poumon ou la stase veineuse grave sont des indications de la saignée. Une saignée de 250 à 350 grammes est souvent suivie d'amélioration, mais on n'a pas souvent occasion de la faire. L'administration d'oxygène soulage la gêne respiratoire et amène le sommeil. Il faut le donner au moyen d'un masque léger qui couvre toute la face de telle sorte que le malade en respire de grandes quantités.

Le traitement de la maladie même dépend de l'état du cœur entre les attaques. Une enquête peut révéler les causes excitantes des paroxysmes, souvent un mouvement brusque, une émotion sont les seules causes, si bien qu'il faut alors faire cesser toute occupation. Soigner la santé générale, nettoyer la bouche et la gorge, faire suivre un régime régulier, faire disparaître les troubles digestifs et la constipation ; avec ces précautions on peut éviter des crises. Le port continuel d'une ceinture abdominale que l'on met avant de se lever, que l'on quitte en se couchant, peut donner de très heureux résultats.

Si les autres remèdes ne réussissent pas, un traitement complet à la digitale[1] peut définitivement améliorer l'état.

Les paroxysmes ne contre-indiquent pas l'administration surveillée des anesthésiques généraux s'ils sont nécessaires.

1. Par traitement complet, je veux dire arriver à une dose qui produira une réaction nette sous forme de nausée ou de céphalalgie et donner ensuite le médicament pendant plusieurs semaines à des doses qui soient tolérées. Comme règle générale, 0gr,60 — 1gr,20 de teinture ou 15 à 30 grammes d'infusion fraîche[1] peuvent être donnés journellement pendant la première semaine en augmentant la dose jusqu'à ce que les symptômes apparaissent, et finalement revenir à la quantité minima tolérée sans gêne. De petites doses de digitale et de médicaments de la même famille ne produisent pas d'effet appréciable. Il faut laisser de côté l'aconit, la strychnine, la belladone, etc.

1. Codex Anglais.

CHAPITRE VI

FIBRILLATION AURICULAIRE

Définition

Un état dans lequel la formation normale d'incitations dans l'oreillette est remplacée par la production d'incitations dans des foyers auriculaires multiples. La contraction coordonnée de l'oreillette n'existe plus ; les incitations normales et régulières qui se transmettent au ventricule manquent, tandis que les incitations rapides et produites au hasard dans l'oreillette prennent leur place et produisent une grande irrégularité du ventricule.

Nature de la fibrillation auriculaire

Si nous regardons le cœur d'un animal battant normalement, nous distinguons les systoles des oreillettes et des ventricules. Le mouvement de l'oreillette est vif; on le perçoit le plus distinctement dans la longueur de l'appendice auriculaire parce que le raccourcissement est plus grand suivant cette ligne. Quand l'oreillette passe en fibrillation ou délirium, les apparences sont tout à fait différentes : les parois musculaires restent en position de diastole ; la systole soit partielle soit complète ne s'effectue pas. Toute l'oreillette reste immobile ; mais une observation attentive de la surface du muscle révèle son activité incessante et extrême ; on voit sur toute la surface des contractions rapides et très petites, et des mouvements ondulatoires. On pourrait croire que tout le tissu a subi une fragmentation fonctionnelle et que un certain nombre de petites zones donnent indépendamment naissance à de nouvelles incitations. D'ailleurs, on regarde ces nouvelles incitations comme pathologiques étant donné leur similitude ou leur identité avec celles qui provoquent des contractions prématurées isolées. L'effet de ce désordre auriculaire sur le ventricule est double. Les contractions coordonnées normales régulières de l'oreillette sont suspendues et par suite le ventricule est privé des incitations régulières qui lui sont fournies habituellement.

Celles-ci sont remplacées par des incitations nombreuses s'échappant au hasard du côté du ventricule en fuyant le tumulte qui règne dans l'oreillette. Le changement dans l'activité du ventricule quand l'oreillette est en fibrillation est donc profond. Le nombre des battements s'élève beaucoup, et les contractions se suivent

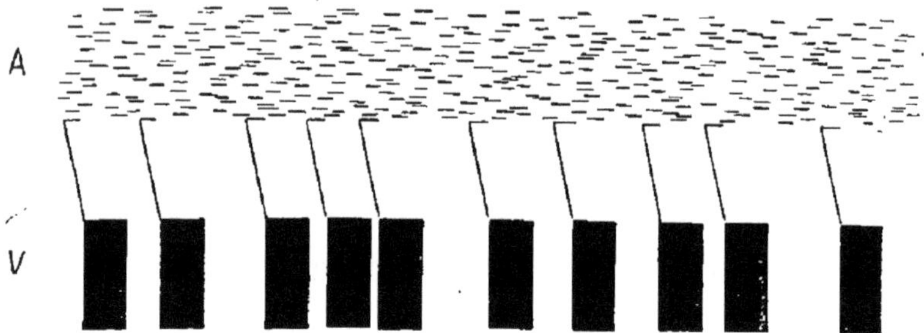

Fig. 38. — Représentation diagrammatique de la fibrillation auriculaire. Les fibres des oreillettes ne se contractent pas d'une manière coordonnée ou ensemble, mais le tissu est divisé en un grand nombre de zones agissant indépendamment. Des excitations accidentelles quittent l'oreillette à des intervalles tout à fait irréguliers et excitent le ventricule, y produisant des mouvements rapides et irréguliers.

d'une façon tout à fait irrégulière[1]. Le mécanisme est représenté diagrammatiquement dans la figure 38 où j'ai essayé de faire ressortir l'absence des battements auriculaires coordonnés, la présence d'une contraction fibrillaire constante et les réponses irrégulières du ventricule

1. La fibrillation ventriculaire est incompatible avec la vie. Dans beaucoup de cas elle est la cause de la mort subite.

accéléré aux nouvelles incitations auriculaires.

Tels sont les phénomènes dans l'expérimentation ; les phénomènes cliniques sont identiques avec une restriction. Dans le cœur sur lequel on expérimente, les tissus chargés de la conduction des excitations sont sains, la fréquence des contractions ventriculaires est doublée ou même triplée, tandis que chez l'homme les tissus conducteurs peuvent être ou intacts ou lésés. Par suite, la fréquence ventriculaire varie beaucoup chez les différents malades suivant que l'arrivée des excitations au ventricule est limitée ou non. Avec un passage libre, les fréquences arrivent à 200 à la minute, une lésion du tissu de jonction (faisceau de His) peut réduire cette fréquence à 40 et même moins. Le chiffre habituel est de 90 à 140.

Étiologie et rapports pathologiques

Age. — Les limites entre lesquelles on observe la fibrillation sont treize et quatre-vingt-quatre ans. On ne la trouve pas dans les 10 premières années sinon très exceptionnellement. Pour ce qui est de la fréquence suivant les âges, les cas se divisent suivant qu'il y a ou qu'il n'y a pas de rhumatisme. Cette division montre clairement qu'en dehors du rhumatisme la fibrillation s'observe dans la vieillesse. Comme pour les contractions prématurées, la plus grande fréquence se trouve entre cinquante et soixante-dix ans. Dans le cas de rhumatisme la fréquence est maxima entre vingt et trente ans, elle est presque la même de quarante à cinquante ans, puis elle diminue à mesure que l'âge augmente.

Distribution de la fibrillation auriculaire suivant les âges dans 116 cas :

Age	0-10,	10-20,	20-30,	30-40,	40-50,	50-60,	60-70,	70-80,	80-90
Avec rhumatisme	0	4	24	19	21	10	4	0	0
Sans rhumatisme	0	0	0	2	6	13	11	0	2
Ensemble . .	0	4	24	21	27	23	15	0	2

Sexe. — La fibrillation auriculaire est bien plus fréquente chez les hommes que chez les femmes. Cette prépondérance du sexe masculin se voit surtout dans le groupe sans rhumatisme. Dans le cas de rhumatisme, les deux sexes sont atteints également. La fréquence relative de la fibrillation rhumatismale chez les femmes tient à ce qu'elles sont plus sujettes aux affections mitrales. La sténose mitrale et la fibrillation auriculaire sont intimement liées.

Sur 127 sujets, le sexe se répartit comme il suit :

	Hommes	Femmes
Avec rhumatisme.	46	41
Sans rhumatisme.	34	6
Ensemble	80	47

Rapport avec les infections,
états morbides associés

Sur 126 cas, on a trouvé 60 fois dans les antécédents personnels, du rhumatisme ou de la chorée. Dans 4 cas au moins, on trouvait l'une ou l'autre de ces affections dans la famille. Chez les autres malades il y avait : du rétrécissement mitral, 22 cas ; des adhérences ou un épanchement dans le péricarde, 2 cas ; de l'endocardite streptococcique subaiguë, 1 cas. Si on réunit tous ces malades pour en faire un groupe : rhumatisants, cette subdivision comprend 89 cas ou 70 p. 100. La grande fréquence de la fibrillation chez les malades atteints de rétrécissement mitral est tout à fait remarquable : dans 66 cas ou 52 p. 100 il y avait cette lésion valvulaire. On peut suivre ce rapport avec le rétrécissement mitral d'une autre manière aussi probante : sur 106 cas de rétrécissement mitral observés dans une consultation externe, 22 ou approximativement 1/5 avaient de la fibrilla-auriculaire. La proportion parmi les malades internes est bien plus élevée, elle dépasse 50 p. 100.

Dans le tableau suivant (p. 125), j'ai donné à un groupe la dénomination de dégénérescence du myocarde. Il comprend les malades chez qui l'irrégularité du cœur était le trait saillant bien que beaucoup de cas aient donné des signes d'insuffisance cardiaque en dehors de l'irrégularité. Les affections aortiques, artérielles et le rein granuleux sont les lésions les plus saillantes dans les autres groupes. De tous les cas d'insuffisance cardiaque admis dans un hôpital général, 60 à 70 p. 100 présentaient ce désordre de mécanisme cardiaque. Il est donc difficile d'exagérer son importance.

Parmi les facteurs étiologiques, le rhumatisme prédomine, comme nous l'avons vu. Beaucoup de malades parlent d'autres infections entre autres de l'influenza, mais l'influence de ces infections est mal connu.

Anatomie pathologique. — L'examen au lit des malades montre que dans un certain nombre de cas il y a des lésions valvulaires. L'augmentation de volume du cœur n'est pas rare et la dilatation ou l'hypertrophie des oreillettes est plus fréquente que les lésions vasculaires qui en sont regardées comme la cause. Les altérations que l'on trouve le plus souvent se voient à l'examen microscopique de la musculature du cœur. Ordinairement c'est un degré plus ou moins intense d'inflammation subaiguë ou chronique marchant vers la dégénérescence fibreuse, et les oreillettes sont surtout intéressées. Une dégénérescence fibreuse diffuse accompagnée d'infiltration leucocytaire et d'atrophie au voisinage des cellules musculaires constitue l'altération la plus fréquente.

Voilà ce que nous dit le microscope, mais ce n'est pas une raison pour affirmer que cette réaction inflammatoire est la cause de la modification du mécanisme. En effet, nous n'examinons le cœur que de ceux qui meurent et la plupart meurent avec tous les signes classiques d'une insuffisance cardiaque. Beaucoup de lésions microscopiques doivent être regardées comme le résultat d'infections qui amènent l'insuffisance cardiaque plutôt que la fibrillation. D'autre part, on trouve des lésions semblables quand il n'y a jamais eu de fibrillation et des cœurs qui ont présenté de la fibrillation

		Sténose mitrale.	Dégénérescence du myocarde.	Maladie aortique.	Maladie artérielle.	Rein granuleux.	Adhérence et épanchement péricardique.	Autres.	
Rhumatisme ou chorée dans les antécédents personnels	Rétrécissement mitral.	**42** [1]							60
	Dégénérescence du myocarde.		**10**						
	Adhésions du péricarde.						**1**		
	Maladie aortique . . .			**5**					
	Rein granuleux. . . .					**2**			
Rhumatisme ou chorée dans la famille. . . .	Sténose mitrale. . . .	**2**							4
	Dégénérescence du myocarde.		**2**						
Pas d'antécédents directs de rhumatisme ou de chorée.	Sténose mitrale. . . .	**16**							56
	Maladie artérielle. . .				7				
	Dégénérescence du myocarde		14						
	Rein granuleux. . . .					4			
	Maladie aortique . . .			3					
	Anévrysme.							2	
	Emphysème et bronchite.							2	
	Endocardite streptococcique							**1**	
	Adhérence et épanchement péricardiques .						**2**		
	Pleurésie tuberculeuse.							1	
	Cœur syphilitique. . .							1	
	Affection congénitale du cœur							1	
	Alcoolisme chronique.							1	
	Pneumonie.							1	
Rhumatisme ou chorée pas indiqué	Sténose mitrale. . . .	**6**							6
		66	26	8	7	6	3	10	126

1. Les chiffres en caractères gras indiquent le groupe : Rhumatisme.

peuvent ne pas être atteints de la lésion que nous avons décrite.

Le diagnostic de la fibrillation auriculaire

La fibrillation auriculaire produit en clinique deux séries de phénomènes. L'une dépend de la paralysie virtuelle de l'oreillette, l'autre de l'irrégularité du ventricule.

Etudions d'abord les signes ventriculaires. L'irrégularité varie de forme suivant la fréquence des contractions. Quand le cœur bat rapidement à 100-160 à la minute, l'irrégularité est à son maximum. La radiale ne nous renseigne pas sur la fréquence des battements ventriculaires, beaucoup de pulsations n'y arrivent pas (ces battements sont marqués par des astérisques dans la figure 40). Le pouls est un mélange de battements et de pauses de toutes les dimensions (fig. 30).

Tantôt les battements sont presque uniformes en force et en espacement, tantôt il y a une série de faibles pulsations, tantôt le pouls se perd, tantôt il revient avec plus de vigueur. En tâtant le pouls, on se rend compte du mécanisme; plus il est désordonné plus la fibrilla-

Fig. 39 à 44. — Tracés de la pointe et de la radiale dans les cas de fibrillation auriculaire.

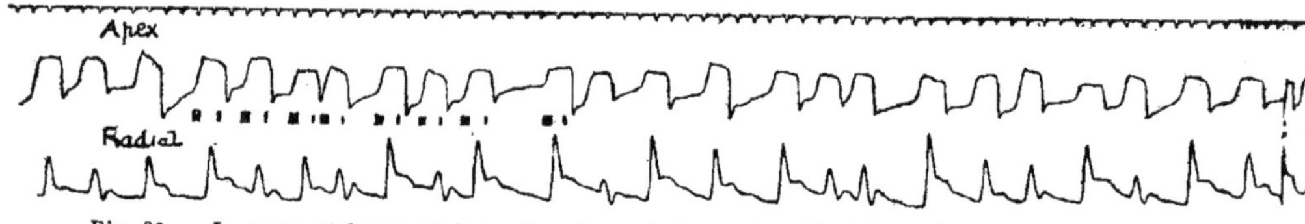

Fig. 39. — Le cœur est fortement irrégulier, chaque battement ventriculaire arrive au poignet. Les bruits du cœur sont nets mais irrégulièrement placés. — *Apex :* pointe du cœur.

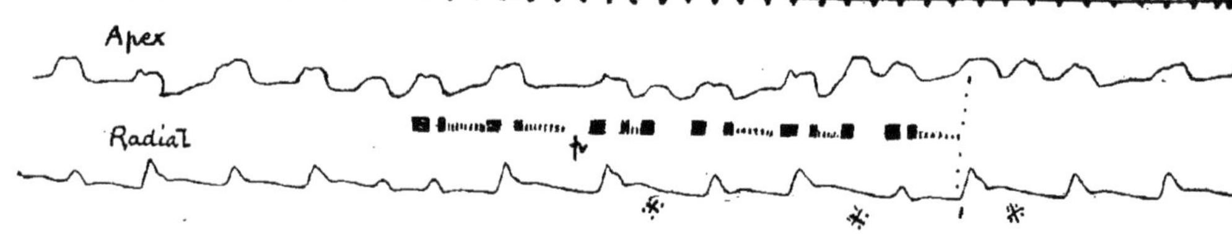

Fig. 40. — Cas de rétrécissement mitral. Le cœur est fortement irrégulier, beaucoup de battements n'arrivent pas au poignet (⁜). Un souffle diastolique remplit les pauses plus courtes mais n'atteint pas le premier bruit dans les pauses plus longues (*p*). Le souffle n'occupe pas d'une manière constante la période présystolique. — *Apex :* pointe du cœur.

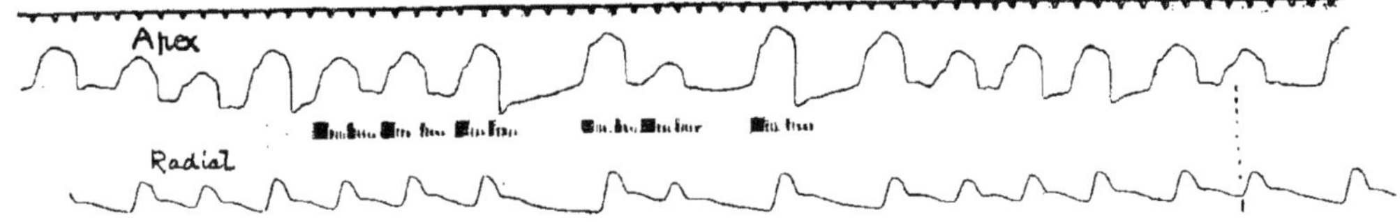

Fig. 41. — Grande irrégularité. Chaque cycle est accompagné d'un souffle systolique mitral et d'un souffle diastolique aortique. — *Apex :* pointe du cœur.

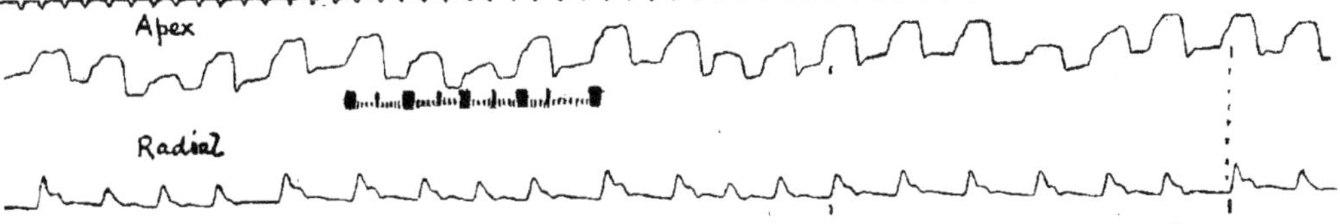

Fig. 42. — Cas de sténose mitrale. Des souffles mitraux diastolique et systolique remplissent complètement les intervalles entre les bruits du cœur. — *Apex :* pointe du cœur.

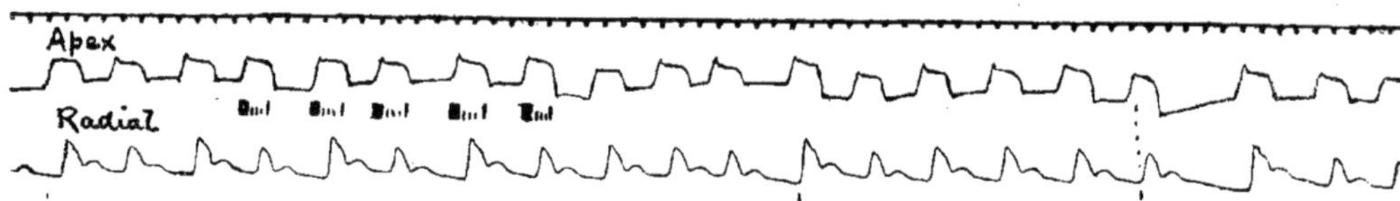

Fig. 43. — Irrégularité moins marquée. Un souffle mitral systolique accompagne chaque contraction ventriculaire. *Apex* : pointe du cœur.

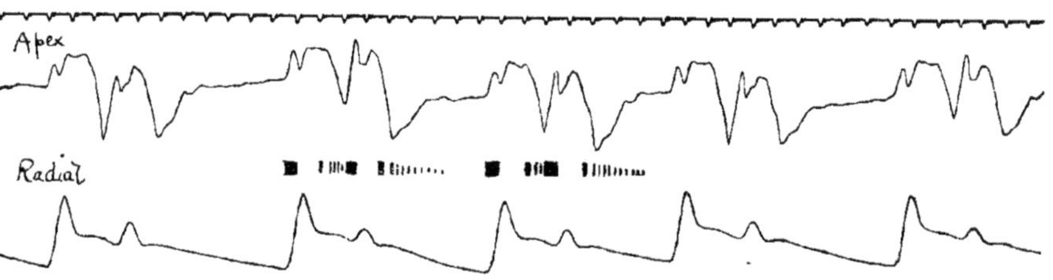

Fig. 44. — Cas de rétrécissement mitral, complètement sous l'influence de la digitale. Couplage digitalique. La présence de fibrillation se reconnaît à la variation des longueurs des pauses qui suivent les battements plus faibles du pouls. Le cœur est lent. Souffle diastolique commençant peu après, mais pas immédiatement après le second bruit, s'entendant pendant la proto et la mésodiastole. — *Apex* : pointe du cœur.

tion est certaine. C'est quand le pouls est lent qu'il faut plus d'attention, plus d'expérience car, avec un pouls plus lent, le désordre est moins prononcé. Tous les battements du cœur alors arrivent au poignet, l'irrégularité n'est formée que de faibles variations dans la longueur de la pause (comme dans la figure 42). Dans ces cas elle nous échappe, on ne peut la découvrir que par un examen attentif concentré sur sa présence ou son absence. Les courts tracés sphygmographiques, si ce n'est dans de rares occasions, nous révèlent l'irrégularité. La nature de l'arythmie est telle que le cœur n'est jamais tout à fait régulier ; on ne trouve jamais deux battements voisins d'un caractère ou d'une longueur précisément égaux. Il n'y a pas deux tracés semblables, les pauses entre les battements n'ont pas entre elles de rapports simples de longueur. Il n'y a pas toujours de proportion entre la force d'une pulsation artérielle et la pause qui la précède (fig. 39 et 40). Un fort battement suit une pause courte et inversement. Quand le pouls est lent, il n'y a que les mensurations faites de battement à battement qui puissent découvrir l'irrégularité.

Quand le désordre du ventricule est complet,

on le sent facilement à la pointe. Les bruits du cœur sont modifiés, ils varient d'intensité, et ces variations vont avec la force des battements. On trouve le premier et le second bruit dans tout cycle qui donne une pulsation artérielle (fig. 39), le premier bruit reste isolé quand le battement du pouls manque (fig. 40). S'il y a un souffle mitral systolique, il accompagne chaque contraction ventriculaire (fig. 43), excepté quand la fréquence est grande, auquel cas il peut se perdre. Les souffles aortiques obéissent à la règle générale, leur présence ou leur absence est commandée par l'efficacité des battements respectifs (fig. 41).

L'inactivité de l'oreillette est la cause d'altérations spéciales des bruits du cœur chez les malades qui ont du rétrécissement mitral. On parle souvent de la disparition des souffles présystoliques quand l'oreillette est en fibrillation, mais ce n'est pas exact. La modification du caractère des souffles au début de la fibrillation est souvent frappante, mais elle varie suivant la fréquence des battements et le degré de sténose. Si, pendant que le cœur bat régulièrement, il y a de petits souffles présystoliques, ces souffles ordinairement s'évanouissent quand la fibrillation commence et plus spécialement si, pendant la fibrillation, le rythme est rapide. Si le souffle présystolique est prolongé et rude, il conserve son caractère pendant la fibrillation, mais le moment où il se produit change. L'attention doit se concentrer sur la position du second bruit à la pointe. Quand l'oreillette est en fibrillation, le souffle diastolique a un rapport de temps fixe avec ce bruit. Si le cœur est rapide, le souffle commence au début de la diastole et remplit tout l'intervalle jusqu'au premier bruit du battement suivant (fig. 42). Si le cœur est moins rapide, le souffle garde son rapport avec le second bruit, mais pendant les plus longues pauses du ventricule n'atteint pas le premier bruit qui suit (fig. 40 *p*.) Si le cœur est lent, un intervalle long bien que variable sépare la fin du souffle et le premier bruit suivant, le souffle est alors limité à la protodiastole (fig. 44). On peut voir toute la série des dispositions du souffle en un seul cas qui présente différents rythmes d'un moment à l'autre. La raison de ces changements sera facile à comprendre si on examine les pressions et le mécanisme. Les souffles diastoliques du rétrécissement mitral dépendent de la quantité de sang qui traverse l'orifice rétréci et cette quantité dépend de la différence de pression dans l'oreillette et le ventricule à un moment donné. Bien que la pression auriculaire dépasse la pression ventriculaire pendant toute la diastole, cette différence est au maximum à deux phases, à savoir quand l'oreillette est en contraction et immédiatement après l'ouverture des valvules mitrales. Quand l'oreillette se contracte d'une manière normale, les souffles diastoliques s'entendent principalement d'abord dans la télédiastole et plus tard dans la protodiastole. On les trouve dans la protodiastole quand l'oreillette est virtuellement paralysée, surtout quand, avec un cœur lent, la stase élève la pression ventriculaire pendant les dernières phases de la diastole.

Le diagnostic clinique de la fibrillation auriculaire repose en premier lieu sur la nature de l'activité ventriculaire, mais il est facilité, comme nous l'avons vu, par certains phénomènes additionnels. Il est possible aussi de formuler quelques règles générales qui serviront de guide pour la reconnaître. Quand le ventricule bat irrégulièrement à plus de 120 à la minute, l'irrégularité est presque toujours de cette nature. Quand une irrégularité ventriculaire s'accompagne de signes et de symptômes de grave insuffisance cardiaque, c'est probablement le résultat d'un delirium auriculaire et cette probabilité s'augmente si le rythme du cœur est très accéléré. Chez les malades dont le cœur est irrégulier, mais chez lesquels le rythme du cœur n'est pas très accéléré et qui présentent pas ou peu de signes d'insuffisance cardiaque, on peut faire l'épreuve suivante qui a beaucoup de valeur. Un exercice modéré augmente la fréquence ventriculaire, qu'il y ait ou non de la fibrillation ; mais il y a un contraste frappant dans deux cas donnés d'irrégularité dont l'un est dû à la fibrillation auriculaire et l'autre à une cause difféférente (battements prématurés, heart-block partiel, etc.). Dans la fibrillation, le pouls devient plus irrégulier en s'accélérant, tandis que, dans l'autre cas, le pouls se raffermit. Quand il y a des battements prématurés, on peut souvent produire une accélération du rythme ventriculaire suffisante pour les faire disparaître temporairement, en faisant plusieurs fois de suite passer le malade de la position assise à la position couchée. Il n'en n'est pas de même s'il s'agit de fibrillation. D'un autre côté, quand le pouls se ralentit après l'exercice, c'est qu'on se trouve en présence de rapports inverses ; l'irrégularité de la fibrillation diminue tandis que les autres formes d'irrégularités deviennent plus saillantes. La fièvre également augmente le rythme du ventricule ; pendant la période fébrile le désordre de la fibrillation persiste et est souvent plus prononcé. En définitive, la persistance de l'irrégularité due à la fibrillation a une grande importance. Dans la plupart des cas, elle est continue depuis le moment où on l'observe jusqu'à la mort. Les autres irrégularités existent de temps en temps, il y a des intervalles où chaque heure, où chaque jour le ventricule est régulier.

Symptomatologie générale. — Les symptômes dont se plaignent les malades ayant les oreillettes en état de fibrillation, sont très variés, car ils dépendent principalement des conditions concomitantes. Ce sont les symptômes de la dégénérescence et de l'insuffisance du muscle cardiaque sur lesquels il est inutile de revenir pour le moment. Les symptômes dont nous nous occupons maintenant sont ceux qui paraissent être les suites de la fibrillation même. Les malades chez qui le désordre persiste éprouvent souvent un frémissement dans la poitrine et le cou et peuvent être conscients de l'irrégularité de leur cœur. Ils ont plus de tendance à avoir la respiration courte, de l'épuisement, et d'autres symptômes de surmenage du cœur que ceux qui ont les mêmes lésions valvulaires, le même degré de dilatation cardiaque[1], mais sans fibrillation. Il n'est pas toujours facile d'attribuer ces symptômes surajoutés à des causes précises, ils sont en partie le résultat d'un état plus grave du myocarde qui s'associe à la fibrillation, ils sont en partie dus à l'agitation et à l'embarras du ventricule[2]. On ne peut mettre en doute que le cœur soit éprouvé par l'irrégularité, mais on ne peut pas affirmer qu'un symptôme tel que la cyanose, une forte dyspnée, un gros engorgement veineux ou l'œdème soit le résultat direct de la fibrillation, car on peut voir l'épuisement et ces symptômes qui en sont les compagnons classiques sans qu'il y ait de fibrillation et il n'est

1. D'un autre côté, ils semblent particulièrement exempts de phénomènes angineux.

2. L'embarras du cœur est le résultat de l'irrégularité du ventricule ; la paralysie virtuelle de l'oreillette est sans effet appréciable sur la circulation générale.

pas rare non plus de voir des cas de fibrillation dans lesquels on ne peut découvrir ces symptômes. Dans le développement, il y a, comme on l'a dit, combinaisons de deux facteurs, à savoir : défectuosité inhérente au muscle et surcharge, suite de l'activité désordonnée; si tous les signes d'insuffisance sont proportionnés au degré de la lésion du muscle, tous ces symptômes sont augmentés par l'irrégularité. Dans les cœurs sains des animaux c'est une règle générale que la fibrillation de l'oreillette amène une chute de la pression artérielle et une légère élévation de la pression veineuse, mais il y a en même temps *diminution* des dimensions du cœur, phénomène habituel quand la fréquence est augmentée. Le cœur s'accommode en quelques instants aux nouvelles conditions, la pression artérielle monte et la pression veineuse tombe, elles retrouvent presque leur premier niveau et le cours du sang se maintient, pendant des heures, d'une manière presque parfaite ; mais si le cœur a été lésé, l'effet est à la fois profond et durable et à la place de *diminution* du volume du cœur, il peut y avoir *augmentation*. C'est ce qui arrive chez les malades. Ceux-ci peuvent éprouver des paroxysmes de fibrillation à des intervalles d'un mois ou peut-être d'une année; beaucoup traversent leurs attaques sans les sentir ou en les sentant peu, on ne trouve alors pas d'autre signe que l'irrégularité pendant leur durée. Cependant des crises semblables produisent chez d'autres malades des troubles sérieux et profonds : oppression, douleur, cyanose et en plus des signes de dilatation progressive du cœur. Chez ceux-ci, cas les plus graves, les symptômes ressemblent à ceux de longs paroxysmes de tachycardie régulière. Entre les réactions légères et les plus fortes il y a des intermédiaires. La variété dans la réaction est grande et, comme je l'ai dit, peut en majeure partie être attribuée au degré du mauvais état cardiaque sous-jacent. Mais il y a un autre facteur également important chez l'homme, c'est la fréquence de l'activité ventriculaire pendant l'attaque. La lésion du muscle varie dans ses degrés, exactement comme le travail qu'on lui impose. Ainsi, dans les cas extrêmes, on trouve qu'il y a peu de réaction dans les paroxysmes d'un ventricule relativement lent, tandis qu'il y en a beaucoup si le ventricule est habituellement rapide.

Remarques sur le diagnostic

Le diagnostic que l'on donne ordinairement pour les cas de fibrillation auriculaire est encore celui de la lésion valvulaire qui l'accompagne. Il ne devrait plus en être ainsi. Un diagnostic doit comprendre un trait saillant du tableau pathologique, ou bien il doit être choisi de telle sorte qu'il rappelle le traitement indiqué dans ce cas. Chez tous ces malades l'affection chronique du myocarde est la lésion essentielle et les rapports de cet état du cœur avec la médication digitalique sont si intimes que le nom seul du trouble cardiaque fait penser à ce médicament.

Je ne fais que toucher cette question de terminologie dans ce chapitre; je l'ai choisi plus spécialement pour faire ressortir une erreur diagnostique commune et évitable qui résulte du manque d'une juste appréciation du mécanisme cardiaque dans ces cas.

En discutant les signes de la fibrillation, j'ai parlé de la modification des souffles diastoliques dans la maladie mitrale. Un souffle qui, primitivement, occupe toute la diastole dans les cycles plus courts est remplacé quand le cœur se ralentit par un souffle protodiastolique qui a son maximum dans la région de la pointe. C'est ce souffle qui a si souvent trompé le médecin et lui fait penser à une insuffisance aortique. On sait que, dans quelques cas d'insuffisance aortique, le bruit caractéristique se *propage* à la pointe, mais je crois que c'est beaucoup moins commun qu'on l'a supposé et que l'idée fausse qu'on se fait de cette fréquence vient de ce que l'on y fait rentrer beaucoup de cas dont je viens de parler. Quand, chez le même malade, il y a sténose mitrale et fibrillation auriculaire, si *le rythme du cœur est lent*, un souffle protodiastolique que l'on entend le plus nettement à la pointe, mais s'étendant souvent au delà est un signe prévu. Un diagnostic d'insuffisance aortique n'est jamais admissible quand le cœur est fortement irrégulier et lent, à moins qu'il n'y ait des signes non équivoques de son existence en dehors de ce bruit. Une maladie valvulaire aortique sans complication et la fibrillation des oreillettes forment un tableau clinique relativement rare. La combinaison de ces deux affections produisant un souffle purement de la pointe n'a pas encore été décrite. Il est très utile d'examiner de près le caractère et le moment de production de ce souffle accidentel. Le souffle protodiastolique du rétrécissement mitral est relativement doux et commence ordinairement un peu après le second bruit. L'absence du pouls en marteau d'eau et d'un souffle au cartilage aortique aident beaucoup à un bon diagnostic.

Pronostic

Dans toutes les autres variétés d'irrégularité du cœur le pronostic dépend beaucoup des autres signes et symptômes et, dans un cas particulier, on se forme une opinion en se basant sur les antécédents, la présence ou l'absence de symptômes sérieux, la présence ou l'absence de dilatation, de lésions valvulaires, d'affections rénales, etc. ; mais la fibrillation ajoute toujours de la gravité.

C'est, comme je l'ai dit, la preuve d'une altération musculaire et d'une altération sérieuse. Elle impose au muscle déjà malade un surcroît de travail appréciable. Dans la plupart des cas elle indique une insuffisance cardiaque temporaire ou terminale et peu de malades vivent plus de dix ans après son début. Il y a bien des cas authentiques dans lesquels elle a persisté pendant plus longtemps, mais ils sont rares. Le signe intrinsèque le plus plus précieux est la fréquence du ventricule : un chiffre persistant de 120 et plus est d'un pronostic grave ; au-dessus de ce chiffre il est plus grave. Les chiffres de 140 et au-dessus persistent rarement pendant plusieurs mois ; les chiffres de 160 ne durent pas plusieurs semaines. Une considération extrêmement importante est la réaction au traitement. Comme nous le verrons, un grand nombre de cas réagissent aux médicaments cardiaques. Dans beaucoup de ceux-ci, plus spécialement du groupe avec rhumatisme, la fréquence peut être enrayée, réduite et maintenue dans des limites qui épargnent au cœur un travail au-dessus de ses forces. Pour un malade qui a un chiffre donné de battements du cœur, le pronostic dans le cas de fibrillation ne dépend pas tant de cette fréquence que de la fréquence qui persiste sous l'influence du traitement. Le pronostic pour un chiffre donné est plus grave s'il faut recourir à un traitement que s'il se maintient en l'absence de médication.

Traitement

Il n'y a pas de maladie dans laquelle on obtienne pareil succès, pas d'autre maladie du cœur qui puisse être améliorée aussi rapidement qu'un cas de fibrillation auriculaire. Dans aucune autre affection le médecin ne peut compter avec une plus entière confiance sur l'effet de sa médication. Comme résultat direct d'un traitement actif, un moribond peut se rétablir et survivre de longues années. C'est à la fibrillation auriculaire que les médicaments du groupe digitale doivent leur réputation bien fondée.

Ce qui doit guider le médecin, c'est la fréquence du cœur ; c'est une indication qui trompe rarement. La fibrillation auriculaire est une indication absolue de donner un médicament du groupe digitale toutes les fois que le cœur dépasse 100 le malade étant au repos. Chez un grand nombre de malades le médicament agit comme spécifique en empêchant le passage des incitations de l'oreillette au ventricule, en réduisant ainsi la fréquence des battements. Si le repos ne la calme pas, si elle ne diminue pas quand on a administré comme il faut la digitale ou un médicament de cette famille, il n'y a pas de médicament capable de pouvoir la réduire. Chez les jeunes sujets surtout chez ceux qui ont eu du rhumatisme ou de la chorée, on enraye toujours et d'une manière persistante la fréquence des battements. Le traitement consiste donc dans l'administration de doses qui maintiendront cette fréquence dans des limites raisonnables.

Il ne s'ensuit pas nécessairement qu'un malade atteint de fibrillation doive rester couché, mais quand le pouls est au-dessus de 100, c'est prudent. Le malade doit d'abord rester au lit jusqu'à ce qu'on ait obtenu la réaction à la digitale ou à un médicament analogue, on décidera ensuite s'il faut continuer suivant l'état général et suivant la tolérance et la réaction au traitement. Dans quelques cas, malgré la digitale, on trouve que le pouls n'a pas changé ; il s'agit alors, surtout, de malades n'ayant pas eu de rhumatisme. Le plus souvent la réaction est rapide, il peut alors se présenter trois éventualités : 1° chez certains malades, le rythme reste lent, quoiqu'on supprime la digitale ; 2° chez d'autres, pour obtenir ce résultat, il faut continuer la digitale à petites doses ; 3° enfin, dans une dernière catégorie, il faut continuer de hautes doses. Habituellement on donne de la teinture ou une infusion de digitale, car c'est le médicament le plus sûr et le plus puissant. Aux adultes on donne la teinture à la dose de 10 à 15 gouttes trois ou quatre fois par jour ou une infusion 1 à 1 1/2 Drachme[1]. Si la réaction ne commence pas au bout de 4 à 5 jours, on peut augmenter la dose jusqu'à ce qu'on arrive à la nausée, la diarrhée, la céphalalgie ou le ralentissement du pouls. Souvent le chiffre du pouls ne tombe que quand on a déjà eu les autres signes d'intoxication. Si ceux-ci persistent pendant plusieurs jours, la dose doit être réduite ou le médicament supprimé, qu'il y ait ou non diminution de la fréquence. On diminue les doses si le chiffre du pouls baisse et on continue à les diminuer tant que le cœur bat au-dessous de 90. Très souvent on arrive à les supprimer ; souvent une dose de 5 gouttes suffit. Ordinairement on a obtenu toute la réaction après qu'on a donné 6 à 8 Drachmes de teinture ou une quantité équivalente d'infusion. Quand le pouls arrive à

1. Drachm = 1gr,17.

60 ou 80 à la minute, on arrête le médicament et on ne le redonne que si le pouls recommence à s'accélérer. L'apparition de battements couplés du cœur (fig. 44) est toujours un signe de danger, dans ce cas, la digitale doit être supprimée. J'ai vu plus d'un cas de mort subite qu'on pouvait attribuer à une dose exagérée de digitale donnée à cette période. Il faut toujours se souvenir que la digitale est un poison et qu'elle a d'autres effets que celui de ralentir le cœur.

Dans la plupart des cas où le malade a réagi, le médicament peut être interrompu sans retour d'accélération du pouls, tant qu'il reste au lit. Quand il se lève, une nouvelle petite dose (5 gouttes) peut être nécessaire. Dans d'autres cas le résultat est moins satisfaisant; il faut continuer des doses plus fortes.

Il arrive quelquefois que le malade est particulièrement intolérant pour la digitale et que pour avoir une réaction on ne peut pas atteindre des doses 15 à 20 gouttes, ni les maintenir suffisamment longtemps sans nausées ou sans autres symptômes incommodants. On peut alors essayer le strophantus ou la scille en commençant avec des doses de 10 gouttes de teinture. Ces médicaments s'emploient de la même manière et, bien qu'ils amènent moins la nausée ou le vomissement, la diarrhée étant le principal trouble intestinal qu'ils produisent, on peut moins compter sur eux que sur la digitale. Dans quelques-uns de ces cas on peut avoir recours aux injections intra-veineuses de strophantine.

Quand on voit pour la première fois un malade avec de la fibrillation et que le cœur bat d'une manière persistante à 170-200 à la minute, l'état est grave et il faut donner de fortes doses de digitale, 20 à 30 gouttes. L'injection intraveineuse de strophantine est précieuse dans ces cas-là. On donne à intervalle de deux heures, deux ou trois doses de $\frac{1}{250}$ grain[1], chacune dans 40 à 60 gouttes de solution saline. Le pouls se ralentit presque immédiatement, en six à douze heures on arrive aux chiffres de 90, 80. Le médicament doit être employé avec précaution et seulement dans les cas urgents du groupe rhumatisme ou dans les cas analogues où l'on ne peut recourir à l'ingestion par suite de symptômes gastro-intestinaux.

Il reste un groupe relativement peu nom-

1. 1 Grain = 0gr,0648.

breux de cas de fibrillation auriculaire où, avec une grande fréquence ventriculaire, la digitale n'agit pas, où le strophantus et la scille n'agissent pas non plus. On ne peut rien faire de plus pour ces malades, au point de vue de la fibrillation et de la rapidité du pouls.

Le traitement de la fibrillation auriculaire chez un malade valide se base sur la rapidité du pouls et la gravité des symptômes. La fibrillation est ordinairement persistante et la plupart des malades d'hôpital quittent définitivement leurs lits et retournent à leurs premières occupations. Mais quand bien même le chiffre du pouls continue à être bas, et qu'il y ait peu de symptômes, il faut proscrire tout exercice exagéré. Tout travail manuel pénible, les jeux ou sports violents ne doivent plus faire partie de la vie journalière. Si le pouls s'accélère facilement, s'il faut toujours recourir à des médicaments pour maintenir le ralentissement; s'il y a oppression facile avec gêne précordiale, il faut être plus sévère et restreindre l'activité du malade. Toutes les femmes doivent être averties de la fatigue et du danger de la grossesse dans ces conditions.

Les repas doivent être réguliers, pas d'excès,

alimentation réparatrice, peu de liquides. Coucher et lever de bonne heure. Vie tranquille. Éviter les lieux publics, les localités, les saisons où l'on peut contracter l'influenza, les complications bronchiques ; enfin, surveiller scrupuleusement l'hygiène de la bouche et de la gorge. Telles sont les précautions à prendre dans cette affection comme dans les autres maladies graves du cœur.

Éviter l'emploi de la belladone, de l'hyosciamine et de leurs extraits. Habituellement ces médicaments augmentent beaucoup la fréquence ventriculaire.

Dans les cas d'urgence, ou si la vie du malade peut être beaucoup prolongée par une opération chirurgicale, on peut avoir recours à l'anesthésie générale. S'il y a hésitation à faire l'opération, en dehors de l'état du cœur, la fibrillation doit la faire rejeter.

Fibrillation paroxystique

Dans la plupart des cas où il y a de la fibrillation des oreillettes, elle persiste jusqu'à la fin ; c'est une maladie essentiellement chronique et terminale. Mais de temps en temps on voit des attaques passagères chez quelques malades, on note des paroxysmes de fibrillation qui durent quelques heures, quelques jours, quelques semaines. Quand la maladie prend cette forme, on la met généralement sur le compte d'une tachycardie paroxystique. Dans mon étude sur cette dernière affection je l'ai exclue, ne voulant m'occuper, comme je l'ai fait, que d'un mécanisme plus simple.

La fréquence exacte de l'affection paroxystique n'a pas été fixée, mais on peut s'en rendre compte approximativement par comparaison. Sur les 126 cas de fibrillation auriculaire compris dans le tableau page 125, 12 fois la maladie était temporaire avec récidives. Les paroxysmes de tachycardie régulière paraissent être plus fréquents, 12 cas de tachycardie irrégulière et 29 cas de tachycardie régulière.

On a déjà parlé des symptômes de la fibrillation paroxystique; ils peuvent passer inaperçus ou être graves. Quand la réponse ventriculaire est rapide (160 à 200 à la minute) les symptômes sont ceux des tachycardies simples de même fréquence bien qu'ils soient en somme plus graves. Quant au pronostic il faut le discuter comme pour les paroxysmes réguliers.

Le traitement général et symptomatique des attaques est le même dans les deux cas. Il faut dire quelques mots sur la médication digitalique. On sait que les médicaments de ce groupe excitent souvent la fibrillation chez les sujets prédisposés. Ils sont donc contre-indiqués dans les paroxysmes de courte durée et dans ceux qui ne produisent que peu de symptômes. Quand les paroxysmes sont plus prolongés ou quand les symptômes sont pressants, il y a avantage à les donner. Dans ce cas, il faut employer des doses qui amènent une réaction rapide. Chez ces malades, la réaction consiste en un ralentissement du ventricule, ce qui est salutaire, mais la durée du paroxysme est ordinairement prolongé par cette médication.

CHAPITRE VII

POULS ALTERNANT

Définition

État dans lequel le ventricule gauche, bien que battant régulièrement, chasse à chaque contraction alternativement une grande et une faible quantité de sang.

Mécanisme du pouls alternant

L'alternance dans la dimension des pulsations (une pulsation forte et une pulsation faible) a une origine obscure. Les contractions du ventricule sont régulières, chacune est précédée à un intervalle normal par la contraction de l'oreillette (fig. 45). Le trouble dépend d'une anomalie inexpliquée des systoles ventriculaires grâce à laquelle à chaque systole alternée du ventricule gauche une quantité plus ou moins grande de sang est jetée dans la circulation.

Dans la figure, j'ai représenté cette anomalie par des rectangles ventriculaires variant de dimensions.

Étiologie et rapports pathologiques

Le pouls alternant se voit dans deux classes de malades.

D'abord, il se produit chez ceux dont le cœur est très accéléré et plus spécialement avec la tachycardie paroxystique. Associé avec la tachycardie paroxystique, il a des relations étiologiques et pathologiques communes avec ladite tachycardie. On ne connaît pas bien sa signification pronostique, mais comme elle dépend principalement sinon entièrement de l'accélération du rythme du cœur, on peut le regarder comme une réaction physiologique à l'augmentation de fréquence des battements.

Secondement, on le voit quand le rythme du cœur est dans les limites normales, et alors c'est un signe qui a une grande valeur clinique. Chez les sujets âgés, et d'une manière prééminente chez les hommes, il accompagne l'angine de poitrine, la haute tension artérielle, la néphrite, la myocardite fibreuse. On l'a vu dans la pneumonie, pendant la période précritique, et aussi chez des malades se trouvant sous l'influence de hautes doses de digitale.

On le rencontre en expérimentation dans de semblables circonstances, à savoir quand le rythme du cœur est extrêmement rapide ou

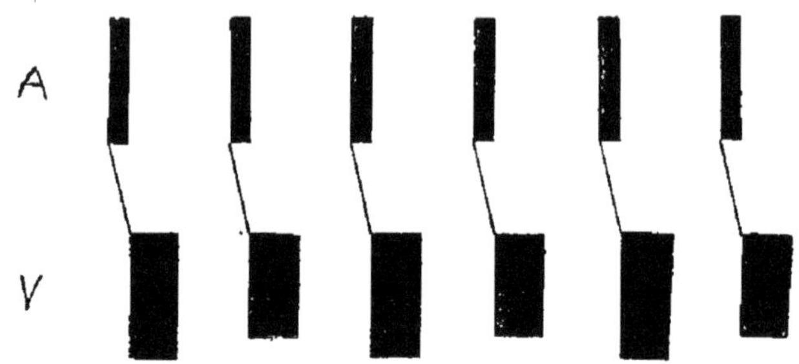

Fig. 45. — Représentation diagrammatique de l'alternance du cœur. Les battements auriculaires et ventriculaires sont placés régulièrement et en ordre, mais les contractions ventriculaires alternes sont faibles.

quand il a été altéré par une injection intravasculaire de poisons.

Toutes les fois qu'il se produit, on a raison de croire qu'un cœur relativement sain supporte une charge excessive ou qu'un muscle malade ou intoxiqué lutte pour faire le travail dont il est tout juste capable.

Dans le reste de ce chapitre, je parlerai du pouls alternant qui s'observe avec un cœur dont la fréquence n'est pas élevée. Quand un cœur est prêt à alterner, la véritable alternance se montre à propos de quelque chose qui lui impose un nouvel effort surajouté ; ainsi elle peut souvent se manifester si le pouls s'accélère un peu, et, dans les toute premières phases de son développement, il paraît souvent quand survient un battement prématuré isolé ; dans ce dernier cas, il suit immédiatement la perturbation et continue pendant un nombre variable de cycles du cœur.

Diagnostic du pouls alternant

C'est un fait malheureux, mais néanmoins exact : la plupart des cas de pouls alternant ne peuvent être reconnues qu'au moyen de graphiques. Il y a des malades chez lesquels le pouls alterne d'une façon continue et chez lesquels le changement dans la force des battements alternés est perceptible au doigt [1] ; mais ces cas sont rares. Reconnaître le pouls alternant par la palpation est une chose très délicate. L'examen du battement de la pointe

1. Il est facile de le distinguer du pouls dicrotique, car dans ce cas, le nombre des pulsations est double de celui des battements ventriculaires.

ne sert pas à grand chose car le cœur bat régulièrement et les différences de force des systoles ventriculaires et d'intensité des bruits du cœur sont inappréciables.

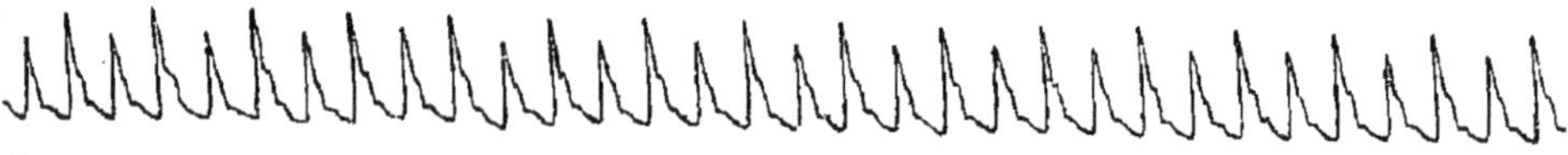

Fig. 46. — Pouls alternant. Chaque battement alterné est fort, chaque autre battement est faible.

C'est un signe d'une telle importance et on le laisse si facilement passer qu'il faut le cher-

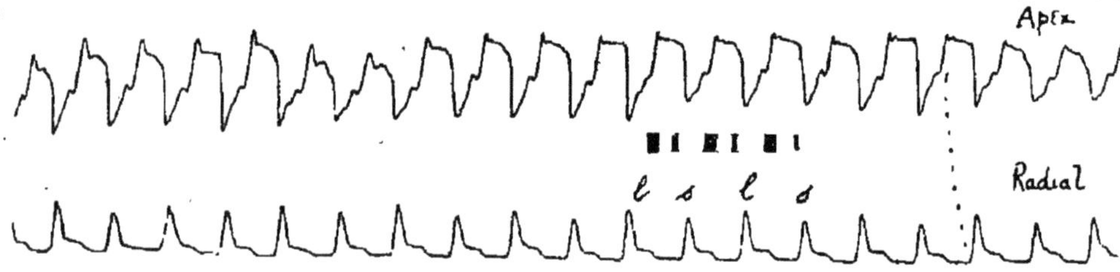

Fig. 47. — Tracés de la radiale et de la pointe et bruits du cœur dans l'alternance de cet organe. Le tracé est pris à une vitesse plus grande que le dernier et présente la légère variation dans les pauses du pouls. En opposition à cet exemple, quand il y a des battements prématurés le battement *plus fort* est suivi d'une pause *plus longue*. — *Apex :* pointe du cœur.

cher de propos délibéré toutes les fois qu'il y a une raison d'en soupçonner la présence. Ainsi il est sage d'examiner tous les cas d'angine de poitrine, tous les cas d'hypertension et tous les sujets âgés chez qui on soupçonne une maladie du cœur ou, si l'on sait qu'il y a une affection rénale, pour savoir s'il y a ou non alternance du pouls. Il faut faire de même chez les vieillards qui ont des systoles prématurées. Si on suivait ce précepte, ce signe ne nous échapperait pas si souvent. Cette alternance est si souvent limitée aux quelques cycles qui suivent un battement prématuré que, dans toutes les classes de malades cités, il est des plus utile d'avoir un tracé qui comprenne un de ces battements. Cela peut souvent se voir au premier examen. Le malade doit rester debout car les battements prématurés sont plus fréquents dans cette position, et s'il a parcouru une certaine distance, il est bon de procéder tout de suite à cet examen car les battements prématurés sont plus visibles à ce moment. Il faut se souvenir aussi que l'acte de retenir sa respiration peut provoquer un battement prématuré et il ne faut pas perdre l'occasion d'en saisir un par ce procédé.

Les battements prématurés isolés sont ordinairement suivis d'une pulsation d'une grandeur exceptionnelle, car le cœur chasse plus que son quantum habituel de sang. C'est la pulsation qui suit ce grand battement qui montre le premier signe d'alternance ; il est moins énergique que celui qui lui succède. Dans la figure 48, un pouls régulier est interrompu par une contraction prématurée isolée (p), elle est suivie d'une pause habituelle et celle-ci est suivie d'une grande pulsation (l) ; le battement suivant s^1

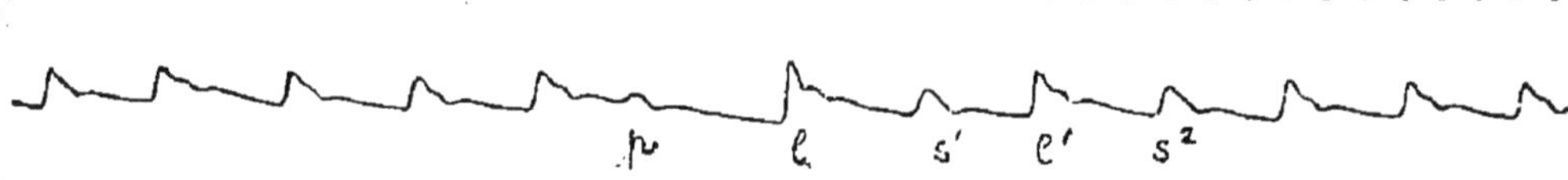

Fig. 48. — Pouls alternant apparaissant après un battement prématuré isolé p et en étant le résultat. Il dure pendant cinq cycles du cœur.

est petit ; il est suivi d'un battement plus grand l^1. Le petit battement s^1 est, comme je l'ai dit, le tout premier signe du pouls alternant, il peut être le seul signe. Dans la figure ci-dessus, s^2 le battement alterné est aussi petit. L'alternance s'est produite pendant quatre cycles avant que le battement du pouls normal reprenne. Dans les figures 46 et 47, l'état persiste sur tout le tracé, petits et gros battements sont disposés alternativement. On rencontre rarement les degrés extrêmes d'alternance du pouls ; dans des cas très rares, les petits battements disparaissent entièrement et la fréquence du pouls est réduite de moitié.

L'autre irrégularité avec laquelle on peut confondre le *pouls alternant* est un pouls couplé résultant de battements prématurés, mais cela n'arrive que si la précocité du second battement de chaque couple est légère. On en voit un exemple dans la figure 33 d'un chapitre précédent. Il y a entre eux un contraste suffisant : le petit battement de la figure 33 est suivi d'une pause plus longue, s'il y a *pouls alternant* le petit battement est suivi (s'il y a une variation dans les pauses) par une pause légèrement plus courte. Dans les tracés inscrits avec une petite vitesse la différence dans les intervalles est à peine perceptible (fig. 46), à une plus grande vitesse on trouve souvent une différence mesurable. On le voit bien dans la figure 48 dans laquelle les pauses qui suivent l et l^1 sont plus longues que celles qui suivent s' et s^2.

SENSATIONS SUBJECTIVES DES MALADES PRÉSENTANT UN POULS ALTERNANT

L'alternance du cœur ne donne pas lieu à des symptômes spéciaux ; le malade se plaint de sensations qu'on peut rapporter à d'autres causes. Ainsi la douleur angineuse est fréquente, l'oppression est encore plus fréquente, elle est souvent nocturne, réveillant le malade après de courtes périodes de sommeil et accompagnée d'une grande anxiété. La respiration Cheyne-Stockes est rare dans ces cas, mais les amis du malade, surtout ceux qui couchent près de lui, remarquent une dyspnée périodique.

Pronostic

L'alternance du pouls appartient à un petit groupe de phénomènes (observés par ceux qui soignent les malades) qui, comme signes isolés, sont en eux-mêmes très nettement de mauvais augure. Elle se range avec le *soubresaut des tendons*, avec la *névrite optique*, avec le *rire sardonique* et d'autres messagers de mauvais augure. C'est le faible cri d'un muscle malade et s'affaiblissant rapidement, auquel il faut prêter attention quand il se produit, car il ne se répète pas longtemps. Quelques mois, quelques années au plus et la fin arrive.

Les signes associés indiquent combien est

grave l'état du malade qui a ce pouls alternant : angine de poitrine, dyspnée nocturne, respiration Cheyne-Stockes ou hypertension se rencontrent souvent chez le même sujet. Mais là on voit sa signification spéciale ; tous ces signes peuvent manquer et l'alternance peut paraître seule pour prédire l'avenir. La mort subite est une terminaison fréquente.

Je parle de l'alternance continue, du pouls qui alterne comme force pendant plusieurs cycles. Elle persiste tant que le cœur vit. La valeur pronostique des perversions du mécanisme de degrés inférieurs est moins connue, mais on sait que leur signification est grave et qu'ils ne sont que trop souvent les avant-coureurs de perversions plus graves. Un pronostic favorable est toujours défendu par cet état complet et peut rarement être justifié en présence de l'état incomplet. Le pronostic peut être plus favorable si l'alternance est due à un effort exceptionnel et prolongé qui sera à jamais évité, ou à une intoxication aiguë en voie de guérison.

Traitement

Le traitement du cœur présentant l'alternance peut être donné en deux mots, car il est facile. L'alternance est un signe de surmenage; il faut le faire cesser. Chez les hommes dans les affaires, il faut supprimer promptement et complètement le travail physique ou intellectuel. Chez ceux qui sont plus sédentaires, c'est une indication de prolonger les heures de repos réel soit du corps, soit de l'esprit. L'état de ces malades peut s'améliorer temporairement pendant une longue période de repos absolu. Dans tous les cas, il faut recommander d'éviter toute source d'inquiétude, d'émotion. La présence de l'alternance défend l'anesthésie générale pour les grandes opérations, à moins que cette défense ne mette la vie en danger ou à moins que l'anesthésie ou une opération ne soient nécessaires pour le soulagement d'une douleur intolérable.

INDEX ALPHABÉTIQUE

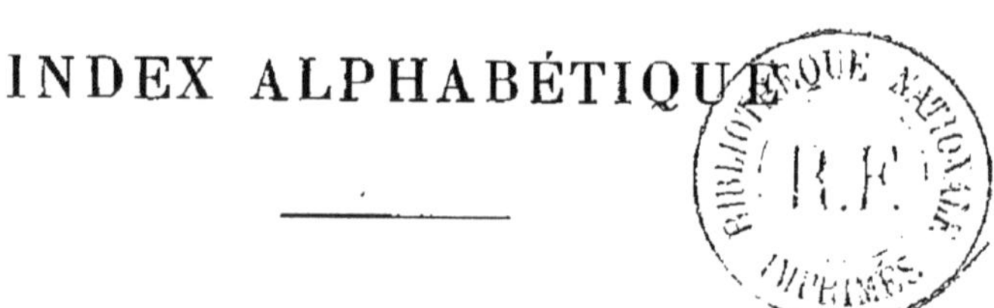

TABLE DES MATIÈRES

CHAPITRE IV. — CONTRACTIONS PRÉMATURÉES

CHAPITRE V. — TACHYCARDIE PAROXYSTIQUE

CHAPITRE VI. — FIBRILLATION AURICULAIRE

CHAPITRE VII. — POULS ALTERNANT

ÉVREUX, IMPRIMERIE CH. HÉRISSEY, PAUL HÉRISSEY, SUCCr

PATHOLOGIE ET THÉRAPEUTIQUE MÉDICALES

ALBERT-WEIL (E.), chargé du service d'électrothérapie de la Clinique chirurgicale infantile de l'hôpital Tenon. **Manuel d'électrothérapie et d'électrodiagnostic.** 2e édit., 1 vol. in-16, avec 88 fig., cart. à l'angl. (*Récompensé par l'Académie de Médecine*). . . . . 4 fr.

BERGER (E.) et LŒWY (R.). **Les troubles oculaires d'origine génitale chez la femme.** 1 vol. in-16. 3 fr.

BONAIN (A.), chirurgien de l'hôpital civil de Brest. **Traité de l'intubation du larynx** *chez l'enfant et chez l'adulte*. 1 vol. in-16, avec 50 fig., cart. à l'angl. . . . . 4 fr.

BOUCHUT et DESPRÉS, professeurs agrégés à la Faculté de médecine de Paris, médecin et chirurgien des hôpitaux. **Dictionnaire de médecine et de thérapeutique médicale et chirurgicale**, *comprenant le résumé de la médecine et de la chirurgie, les indications thérapeutiques de chaque maladie, la médecine opératoire, les accouchements, l'oculistique, l'odontotechnie, les maladies d'oreille, l'électrisation, la matière médicale, les eaux minérales, et un formulaire spécial pour chaque maladie.* 7e édit., très augmentée, revue par MM. les Drs Fernand Bouchut et G. Marion, professeur agrégé à la Faculté de médecine de Paris, chirurgien des hôpitaux. 1 vol. in-4°, avec 1.097 fig. dans le texte : broché, 25 fr. — Relié. . . . . 30 fr.

CORNIL (V.) et BABES, professeur à la Faculté de médecine de Bucarest. **Les bactéries**, *leur rôle dans l'histologie pathologique des maladies infectieuses*. 3e édit. 2 vol. gr. in-8, contenant la description des méthodes de bactériologie, avec 385 fig. en noir et en couleurs dans le texte et 12 planches hors texte. . . . . 40 fr.

DESCHAMPS (A.). **Les maladies de l'énergie.** *Les asthénies générales. Épuisements, insuffisances, inhibitions* (clinique thérapeutique). Préface de M. le Prof. Raymond. 2e édit., revue. 1 vol. in-8. (*Couronné par l'Académie de médecine*) . . . . 8 fr.

DUFOUR (H.), médecin de l'hôpital de la Maternité. **Manuel de pathologie.** *A l'usage des sages-femmes et des mères.* 1 vol. in-16, avec 53 grav. dans le texte et 14 pl. en coul. hors texte . . . . 6 fr.

FÉRÉ (Ch.), médecin de Bicêtre. **L'instinct sexuel.** *Évolution, Dissolution*. 2e édit., 1 vol. in-12, cart . . . . 4 fr.

FINGER (Ernest), professeur à l'Université de Vienne. **La syphilis et les maladies vénériennes.** Traduit de l'allemand, avec notes, par les docteurs Doyon, P. et L. Spillmann. 3e édit., 1 vol. in-8, avec 8 pl. . . . . 12 fr.

GUÉPIN (A.). **Le traitement de l'hypertrophie sénile de la prostate.** 1 vol. in-12. . . . . 2 fr. 50

HÉRARD, CORNIL et HANOT. **La phtisie pulmonaire**, *étude anatomo-pathologique et clinique*. 2e édit., 1 vol. in-8, avec 65 fig. en noir et en couleurs et 2 planches . . . . 20 fr.

KOLISCHER, professeur de gynécologie à Chicago Clinical School. **Les maladies de l'urèthre et de la vessie chez la femme.** Traduit de l'allemand par le Dr Beuttner. In-12, avec grav., cart. . . . . 4 fr.

LABADIE-LAGRAVE, médecin de la Charité, et LEGUEU, professeur agrégé à la Faculté de médecine de Paris, chirurgien des hôpitaux. **Traité médico-chirurgical de gynécologie.** 3e édit., 1 vol. gr. in-8, avec 378 grav. dans le texte, cart. à l'angl. (*Couronné par l'Académie des sciences et par l'Académie de médecine*) . . . . 25 fr.

LAGRANGE (Fernand), lauréat de l'Académie des sciences et de l'Académie de médecine. **La médication par l'exercice.** 2e éd. 1 fort vol. in-8, avec 69 gravures dans le texte et une carte coloriée hors texte . . . . 12 fr.

— **Les mouvements méthodiques et la « mécanothérapie ».** 1 vol. gr. in-8, avec 57 gravures. . . . . 10 fr.

— **Le traitement des affections du cœur par l'exercice et le mouvement.** 1 vol. in-8, avec fig. et une carte coloriée . . . . 6 fr.

LANDOUZY (L.), doyen de la Faculté de médecine de Paris, et HEITZ (Dr J.). **La balnéation carbo-gazeuse** (*Spécialisation fonctionnelle des eaux de Royat*). 1 vol. in-8. . . . . 2 fr.

LAUMONIER (J.). **Les nouveaux traitements.** 2e édit., 1 vol. in-16, cartonné à l'anglaise. . . . . 4 fr.

LE DANTEC (F.), chargé de cours à la Sorbonne. **Introduction à la pathologie générale.** 1 fort vol. gr. in-8, avec fig. . . . . 15 fr.

LEGUEU (Voir plus haut : LABADIE-LAGRAVE).

LÉPINE (R.), professeur de clinique médicale à l'Université de Lyon. **Le diabète sucré**. 1 vol. gr. in-8 . . . . 16 fr.

LONDE (Dr P.), ancien interne des hôpitaux de Paris. **Essais de médecine préventive**. 1 vol. in-16, cart. à l'angl. . . . . 4 fr.

— **La médecine préventive du premier âge**. 1 vol. in-16, cart. à l'angl. 4 fr.

MACKENSIE (Dr J.), membre du Collège royal des médecins. **Les maladies du cœur**. Traduit sur la 2e édition anglaise par le Dr G. FRANÇON, médecin consultant à Aix-les-Bains. Préface du Dr H. VAQUEZ, professeur agrégé à la Faculté de Médecine, médecin des hôpitaux de Paris. 1 vol. gr. in 8, avec 280 fig. dans le texte et hors texte . . . . 15 fr.

MOSSÉ (A.), professeur de clinique médicale à l'Université de Toulouse. **Le diabète et l'alimentation aux pommes de terre**. 1 vol. grand in-8, avec graphiques. . . . . 5 fr.

RICHET (Ch.), de l'Académie de médecine, professeur à la Faculté de médecine de Paris. **L'anaphylaxie**. 1 vol. in-16 . . . . 3 fr. 50

SIMON (P.), professeur à la Faculté de médecine de Nancy. **Manuel de percussion et d'auscultation**. 1 vol. in-12, cart. . . . . 4 fr.

SPRINGER. **La croissance**. *Son rôle en pathologie. Essai de pathologie générale*. 1 vol. in-8. 1890 . . . . 6 fr.

UNNA, professeur à l'Université de Vienne. **Thérapeutique des maladies de la peau**. Traduit de l'allemand par les Drs DOYON et SPILLMANN. 1 vol. grand in-8 . . . . 10 fr.

PUBLICATIONS PÉRIODIQUES

REVUE DE MÉDECINE

Directeurs : MM. les Professeurs Ch. BOUCHARD, de l'Institut ;
A. CHAUFFARD ;
A. CHAUVEAU, de l'Institut ; L. LANDOUZY;
R. LÉPINE, correspondant de l'Institut; A. PITRES ; G.-H. ROGER
et L. VAILLARD.
Rédacteurs en chef : MM. LANDOUZY et R. LÉPINE.
Secrétaire de la rédaction : Dr JEAN LÉPINE. — Secrétaire adjoint : R. DEBRÉ.

REVUE DE CHIRURGIE

Directeurs : MM. les Professeurs E. QUÉNU, A. PONCET, P. DELBET,
P. DUVAL, F. LEJARS, F. GROSS, E. FORGUE,
A. DEMONS, O. JACOB.
Rédacteur en chef : M. E. QUÉNU. — Secrétaire-adjoint : X. DELORE.

33e année, 1913

La *Revue de Médecine* et la *Revue de Chirurgie*, qui constituent la 2e série de la *Revue mensuelle de Médecine et de Chirurgie*, paraissent tous les mois; chaque livraison de la *Revue de Médecine* contient de 5 à 8 feuilles grand in-8, avec gravures; chaque livraison de la *Revue de Chirurgie* contient de 8 à 12 feuilles grand in-8, avec gravures.

PRIX D'ABONNEMENT DU 1er JANVIER :

Pour la Revue de Médecine	Pour la Revue de Chirurgie
Un an, Paris . . . . 20 fr.	Un an, Paris . . . . 30 fr.
Un an, départements et étranger 23 fr.	Un an, départements et étranger 33 fr.
La livraison : 2 francs.	La livraison : 3 francs.

Les deux Revues réunies : un an, Paris, 45 francs ; départements et étranger, 50 francs.

Les quatre années de la *Revue mensuelle de Médecine et de Chirurgie* (1877, 1878, 1879 et 1880) se vendent chacune séparément 20 francs; la livraison, 2 francs.

Les années écoulées de la *Revue de Médecine* se vendent 20 francs chacune; les dix-huit premières années de la *Revue de Chirurgie* se vendent le même prix et, à partir de l'année 1899, 30 francs chacune.

LIBRAIRIE FÉLIX ALCAN
FÉLIX ALCAN ET R. LISBONNE ÉDITEURS

MÉDECINE — SCIENCES

CATALOGUE
DES
Livres de Fonds

TABLE DES MATIÈRES

On peut se procurer tous les ouvrages qui se trouvent dans ce Catalogue par l'intermédiaire des libraires de France et de l'Étranger.

On peut également les recevoir franco *par la poste, sans augmentation des prix désignés, en joignant à la demande des* TIMBRES-POSTE FRANÇAIS *ou un* MANDAT *sur Paris.*

108, BOULEVARD SAINT-GERMAIN, 108
PARIS

OCTOBRE 1911

EN COURS DE PUBLICATION :

TRAITÉ INTERNATIONAL

DE PSYCHOLOGIE PATHOLOGIQUE

PUBLIÉ SOUS LA DIRECTION DU

Dr A. MARIE

Médecin en chef de l'Asile de Villejuif.

COMITÉ DE RÉDACTION

MM. LES PROFESSEURS

BETCHEREW (de Saint-Pétersbourg) **CLOUSTON** (d'Édimbourg) **DÉJERINE** (de Paris) **GRASSET** (de Montpellier) **LUGARO** (de Modène)

Dr MAGNAN (de Paris) **PILCZ** (de Vienne) **RAYMOND** (de Paris) **ZIEHEN** (de Berlin)

Publiés :

Tome I. — **Psychopathologie générale**, par MM. les Professeurs GRASSET, DEL GRECO, P. MARIE, MALLY, P. MINGAZINI, MARINESCO, LUGARO, KLIPPEL, L. LAVASTINE, MEDEA, CLOUSTON, DIDE, BETCHEREW, CARRARA, FERRARI, MARRO. 1 fort vol. grand in-8, de XX-1028 pages avec 353 gravures dans le texte. . . . . **25 fr.**

Tome II. — **Psychopathologie clinique**, par MM. les Professeurs BAGENOFF, BETCHEREW, Docteurs BOURILHET, CAPGRAS, COLIN, DENY, HESNARD, LHERMITTE, MAGNAN, A. MARIE, Professeurs PICK, PILCZ, RÉGIS, Docteurs RICHE, ROUBINOVITCH, SÉRIEUX, SOLLIER, Professeur ZIEHEN. 1 fort vol. grand in-8, XXIV-1000 pages, avec 341 gravures dans le texte . . . . **25 fr.**

L'ouvrage sera complet en 3 volumes; le tome III paraîtra en décembre 1911.

MANUEL

D'HISTOLOGIE PATHOLOGIQUE

PAR

V. CORNIL — Professeur à la Faculté de Médecine, Membre de l'Académie de Médecine, Médecin de l'Hôtel-Dieu.

ET

L. RANVIER — Professeur au Collège de France, Membre de l'Institut. Membre de l'Académie de Médecine.

AVEC LA COLLABORATION DE MM.

A. BRAULT — Médecin de l'hôpital Lariboisière. Membre de l'Académie de Médecine.

M. LETULLE — Professeur à la Faculté de Médecine, Membre de l'Académie de Médecine.

— *Troisième édition entièrement refondue* —

Publiés :

Tome I, par MM. CORNIL, RANVIER, BRAULT, Fernand BEZANÇON, professeur agrégé à la Faculté de médecine, médecin des hôpitaux; Maurice CAZIN, chef de laboratoire à la Faculté de médecine. — *Généralités sur l'histologie normale. — Cellules et tissus normaux. — Généralités sur l'histologie pathologique. — Altérations des cellules et des tissus. — Des inflammations. — Des tumeurs. — Notions élémentaires sur les bactéries. — Lésions des os et des tissus cartilagineux. — Anatomie pathologique des articulations. — Des altérations du tissu conjonctif. — Lésions des membranes séreuses.* — 1 fort volume grand in-8, avec 369 gravures en noir et en couleurs. . . . . **25 fr.**

Tome II, par MM. G. DURANTE, chef de laboratoire à la Maternité; J. JOLLY, H. DOMINICI. GOMBAULT, médecin des hôpitaux, et CL. PHILIPPE, chef de laboratoire à la Salpêtrière. — *Muscles. — Sang et hématopoïèse. — Cerveau. — Moelle. — Nerfs.* — 1 fort volume grand in-8, avec 202 gravures en noir et en couleurs. . . . . **25 fr.**

Tome III, par MM. GOMBAULT, médecin des hôpitaux; NAGEOTTE et A. RICHE, médecins de Bicêtre; G. DURANTE; R. MARIE, médecin des hôpitaux; Fernand BEZANÇON, Th. LEGRY, professeurs agrégés à la Faculté de médecine, médecins des hôpitaux. — *Système nerveux central (Cerveau et Moelle épinière). — Nerfs. — Cœur et vaisseaux. — Rate. — Ganglion lymphatique. — Larynx.* — 1 fort volume grand in-8, avec 382 gravures en noir et en couleurs . . . . **35 fr.**

Le tome IV et dernier, par MM. MILIAN, DIEULAFÉ, HERPIN, DECLOUX, CRITZMANN, COURCOUX, BRAULT, LEGRY, HALLÉ, KLIPPEL et LEFAS. — *Poumon. — Bouche. — Tube digestif. — Esto-* — es — ie — ei — sie t re — te raî r e déc re 1911.

SUITE DES DERNIÈRES PUBLICATIONS MÉDICALES (1910 ET 1911)

L'HYSTÉRIE ET LES HYSTÉRIQUES

par le Dr P. HARTENBERG

Un volume in-16. . . . . 3 fr. 50

LA DISSOCIATION D'UNE PERSONNALITÉ

Étude biographique de Psychologie pathologique

par le Dr MORTON-PRINCE

Professeur de pathologie du système nerveux à l'École de Médecine de « Tufts collèges » (États-Unis).

Un volume in-8°, traduit de l'anglais par R. et J. Ray. . . . . 10 fr.

L'AVARICE

Essai de Psychologie morbide

par J. ROGUES de FURSAC

Médecin en chef des asiles de la Seine.

Un volume in-16. . . . . 2 fr. 50

RESPONSABILITÉ PÉNALE ET FOLIE

Étude Médico-légale

par

P. DUBUISSON, Médecin de l'Asile Sainte-Anne.

A. VIGOUROUX, Médecin de l'Asile de Vaucluse.

Préface de M. le Prof. LACASSAGNE, correspondant de l'Institut.

Un volume in-8°. . . . . 7 fr. 50

LES OPIOMANES

Étude Clinique et Médico-littéraire

par R. DUPOUY, Médecin de l'Asile de Charenton.

Préface de M. le Professeur RÉGIS

Un volume in-8°. . . . . 5 fr.

La Fatigue et le Repos

par le Dr Fernand LAGRANGE

Avec le concours du Dr de GRANDMAISON

Un volume in-8°. . . . . 6 fr.

COLLECTION MÉDICALE

Volumes in-16, cartonnés à l'anglaise, à 6 fr., 4 fr. et 3 fr.

DERNIERS VOLUMES PARUS (1910 ET 1911) :

La mimique chez les aliénés, par le Dr G. DROMARD. . . . . 4 fr.

L'Amnésie, par les Drs G. DROMARD et J. LEVASSORT. . . . . 4 fr.

Essais de médecine préventive, par le Dr P. LONDE, ancien interne des hôpitaux de Paris. . . . . 4 fr.

Manuel de pratique obstétricale, par le Dr E. PAQUY, ancien chef de clinique d'accouchements à la Faculté de médecine de Paris, avec 107 gravures. . . . . 4 fr.

La joie passive. *Étude de psychologie pathologique*, par le Dr M. MIGNARD, ancien interne des asiles de la Seine. Préface de M. le Dr G. DUMAS, professeur adjoint à la Sorbonne. 1 vol. in-16 . . . . 4 fr.

Guide pratique de puériculture. *A l'usage des docteurs en médecine et des sages-femmes*, par le Dr DELÉARDE, professeur à la Faculté de médecine de Lille, chargé du cours de clinique médicale infantile. Avec gravures.. 4 fr.

Manuel de pathologie. *A l'usage des sages-femmes et des mères*, par le Dr H. Dufour, médecin de l'Hôpital de la Maternité. 1 vol. in-16, avec 53 grav. dans le texte et 14 pl. en coul. hors texte.. 6 fr.

La médecine préventive du premier âge, par le Dr P. Londe, ancien interne des hôpitaux de Paris.. 4 fr.

Manuel de psychiatrie, par le Dr J. Rogues de Fursac, médecin en chef des asiles de la Seine. 4e édition. Revue et augmentée.. 4 fr.

La démence précoce. *Étude psychologique, médicale et médico-légale*, par le Dr Constanza Pascal, médecin des asiles publics d'aliénés.. 4 fr.

Hygiène de l'alimentation dans l'état de santé et de maladie, par le Dr J. Laumonier, avec gravures. 4e édition. Entièrement refondue.. 4 fr.

PRÉCÉDEMMENT PARUS :

Essai sur la puberté chez la femme, par Mlle le Dr Marthe Francillon, ancien interne des hôpitaux de Paris.. 4 fr.

La mélancolie, par le Dr R. Masselon, médecin adjoint de l'asile de Clermont....... 4 fr.

Les embolies bronchiques tuberculeuses, par le Dr Sabourin, médecin du sanatorium de Durtol, avec gravures.. 4 fr.

La responsabilité. *Étude de socio-biologie et de médecine légale*, par le Dr G. Morache, prof. de médecine légale à l'Univ. de Bordeaux, associé de l'Académie de médecine. 4 fr.

Naissance et mort. *Étude de socio-biol. et de médecine lég.*, par *le même*........... 4 fr.

Grossesse et accouchement. *Étude de socio-biol. et de médecine lég.*, par *le même*.. 4 fr.

Les nouveaux traitements, par le Dr J. Laumonier. 2e édit.. 4 fr.

Manuel d'électrothérapie et d'électrodiagnostic, par le Dr E. Albert-Weil, avec 88 gravures. 2e édition. (*Couronné par l'Académie de médecine*).. 4 fr.

L'hystérie et son traitement, par le Dr Paul Sollier.. 4 fr.

L'instinct sexuel. *Évolution, dissolution*, par le Dr Ch. Féré, médecin de Bicêtre. 2e éd. 4 fr.

L'intubation du larynx chez l'enfant et l'adulte, par le Dr A. Bonin, avec 42 grav. 4 fr.

Pratique de la chirurgie courante, par le Dr M. Cornet. Préface du prof. Ollier, avec 111 gravures.. 4 fr.

Les maladies de l'urèthre et de la vessie chez la femme, par le Dr Kolischer, prof. de gynécologie à Chicago Clinical School. Traduit de l'all. par le Dr *Beuttner*, avec grav. 4 fr.

L'éducation rationnelle de la volonté. *Son emploi thérapeutique*, par le Dr P.-E. Lévy, préface de M. le *Professeur Bernheim*, 7e édition.. 4 fr.

La mort réelle et la mort apparente. Nouveaux procédés de diagnostic et traitement de la mort apparente, par le Dr S. Icard, avec gravures. (*Ouvrage récompensé par l'Institut*). 4 fr.

La fatigue et l'entraînement physique, par le Dr Ph. Tissié, préface de M. le *Professeur Bouchard*, avec gravures. 3e édition.. 4 fr.

Morphinisme et morphinomanie, par le Dr P. Rodet. (*Ouvrage couronné par l'Académie de médecine*).. 4 fr.

L'hygiène sexuelle et ses conséquences morales, par le Dr S. Ribbing, professeur à l'Université de Lund (Suède). 4e édition.. 4 fr.

Hygiène de l'exercice chez les enfants et les jeunes gens, par le Dr F. Lagrange, lauréat de l'Institut. 9e édition.. 4 fr.

L'exercice chez les adultes, par *le même*. 7e édition.. 4 fr.

Hygiène des gens nerveux, par le Dr Levillain. 5e édition.. 4 fr.

L'Idiotie. *Psychologie et éducation de l'idiot*, par le Dr J. Voisin, médecin de la Salpêtrière, avec gravures.. 4 fr.

La famille névropathique. *Hérédité, prédisposition morbide, dégénérescence*, par le Dr Ch. Féré, médecin de Bicêtre, avec gravures. 2e édition.. 4 fr.

L'éducation physique de la jeunesse, par A. Mosso, professeur à l'Université de Turin. 4 fr.

Manuel de percussion et d'auscultation, par le Dr P. Simon, professeur à la Faculté de médecine de Nancy, avec gravures.. 4 fr.

Le traitement des aliénés dans les familles, par le Dr Ch. Féré, médecin de Bicêtre, 3e édition.. 4 fr.

Dans la même Collection :

MÉDECINE OPÉRATOIRE

par M. le Professeur FÉLIX TERRIER
Membre de l'Académie de médecine,
Professeur de clinique chirurgicale à la Faculté de médecine de Paris.

Petit manuel d'anesthésie chirurgicale, par les Drs Félix Terrier et M. Péraire, avec 37 gravures.. 3 fr.

Petit manuel d'antisepsie et d'asepsie chirurgicales, par *les mêmes*, avec 70 gravures. 3 fr.

L'opération du trépan, par *les mêmes*, avec 222 gravures.. 4 fr.

Chirurgie de la face, par les Drs Félix Terrier, Guillemain, chirurgien des hôpitaux de Paris, et Malherbe, avec 214 gravures.. 4 fr.

Chirurgie du cou, par *les mêmes*, avec 101 gravures.. 4 fr.

Chirurgie de la plèvre et du poumon, par les Drs Félix Terrier et E. Reymond, avec 67 gravures.. 4 fr.

Chirurgie du cœur et du péricarde, par *les mêmes*, avec 79 gravures................ 3 fr.

NOUVELLE COLLECTION SCIENTIFIQUE

Directeur : ÉMILE BOREL

Sous-directeur de l'École normale supérieure, Professeur à la Sorbonne.

VOLUMES IN-16 A 3 FR. 50

Volumes publiés en 1910 et en 1911

TANNERY (Jules), de l'Institut, sous-directeur de l'Ecole Normale Supérieure; **Science et Philosophie.** 1 vol. in-16........ 3 fr. 50

RABAUD (E.), maître de conférences à la Sorbonne. **Le transformisme et l'expérience.** 1 vol. in-16........ 3 fr. 50

OSTWALD, professeur à l'Université de Leipzig. **L'Évolution de l'électro-chimie**, traduit de l'allemand par E. PHILIPPI. 1 vol. in-16........ 3 fr. 50

De la méthode dans les sciences : (*2e série*).

Avant-propos, par ÉMILE BOREL. — *Astronomie, jusqu'au milieu du XVIIIe siècle*, par B. BAILLAUD, de l'Institut, directeur de l'Observatoire de Paris. — *Chimie physique*, par JEAN PERRIN, professeur à la Sorbonne. — *Géologie*, par LÉON BERTRAND, professeur-adjoint à la Sorbonne. — *Paléobotanique*, par R. ZEILLER, de l'Institut, professeur à l'Ecole des Mines. — *Botanique*, par LOUIS BLARINGHEM, chargé de cours à la Sorbonne. — *Archéologie*, par SALOMON REINACH, de l'Institut. — *Histoire littéraire*, par GUSTAVE LANSON, professeur à la Sorbonne. — *Statistique*, par LUCIEN MARCH, directeur de la statistique générale de la France. — *Linguistique*, par A. MEILLET, professeur au Collège de France. 1 vol. in-16........ 3 fr. 50

BUAT (E.), chef d'escadron au 25e régiment d'artillerie de campagne. **L'artillerie de campagne.** *Son histoire, son évolution, son état actuel.* 1 vol. in-16 avec 75 grav. 3 fr. 50

MEUNIER (Stanislas), professeur de géologie au Muséum d'histoire naturelle. * **L'évolution des Théories géologiques.** 1 vol. in-16, avec gravures........ 3 fr. 50

NIEDERLE (Lubor), professeur à l'Université de Prague. * **La Race slave**, *Statistique démographie, anthropologie.* Traduit du tchèque et précédé d'une préface, par L. LEGER, de l'Institut. 1 vol. in-16........ 3 fr. 50

PAINLEVÉ (Paul), de l'Institut, et BOREL (Emile). * **L'Aviation.** 4e édition; revue et augmentée. 1 vol. in-16, avec gravures........ 3 fr. 50

DUCLAUX (Jacques), préparateur à l'Institut Pasteur. * **La Chimie de la Matière vivante.** 2e édition. 1 vol. in-16........ 3 fr. 50

MAURAIN (Ch.), professeur à la Faculté des sciences de Caen. * **Les États physiques de la Matière.** 2e éd. 1 vol. in-16, avec gravures........ 3 fr. 50

Précédemment parus.

LE DANTEC (F.), chargé du cours de biologie générale à la Sorbonne. **Éléments de Philosophie biologique.** 1 vol. in-16.. 3e édition........ 3 fr. 50

BONNIER (Dr P.), laryngologiste de la clinique médicale de l'Hôtel-Dieu. **La Voix.** *Sa culture physiologique. Théorie nouvelle de la phonation.* 3e édition. 1 vol. in-16, avec gravures........ 3 fr. 50

* **De la Méthode dans les Sciences** : (*1re série*).

1. *Avant-propos*, par M. P.-F. THOMAS, docteur ès lettres, professeur de philosophie au lycée Hoche. — 2. *De la Science*, par M. ÉMILE PICARD, de l'Institut. — 3. *Mathématiques pures*, par M. J. TANNERY, de l'Institut. — 4. *Mathématiques appliquées*, par M. PAINLEVÉ, de l'Institut. — 5. *Physique générale*, par M. BOUASSE, professeur à la Faculté des Sciences de Toulouse. — 6. *Chimie*, par M. JOB, professeur au Conservatoire des Arts et Métiers. — 7. *Morphologie générale*, par M. A. GIARD, de l'Institut. — 8. *Physiologie*, par M. LE DANTEC, chargé de cours à la Sorbonne. — 9. *Sciences médicales*, par M. PIERRE DELBET, professeur à la Faculté de médecine de Paris. — 10. *Psychologie*, par M. TH. RIBOT, de l'Institut. — 11. *Sciences médicales*, par M. DURKHEIM, professeur à la Sorbonne. — 12. *Morale*, par M. LÉVY-BRUHL, professeur à la Sorbonne. — 13. *Histoire*, par M. G. MONOD, de l'Institut. 2e édition, 1 vol. in-16........ 3 fr. 50

THOMAS (P.-F.), professeur au lycée Hoche. * **L'Éducation dans la Famille.** *Les péchés des parents.* 3e édition. 1 vol. in-16 (*Couronné par l'Institut*)........ 3 fr. 50

LE DANTEC (F.). **La Crise du Transformisme.** 2e édition. 1 vol. in-16........ 3 fr. 50

OSTWALD (W.), professeur à l'Université de Leipzig. **L'Énergie**, traduit de l'allemand par E. PHILIPPI, 3e édition. 1 vol. in-16........ 3 fr 5

RÉCENTES PUBLICATIONS
MÉDICALES ET SCIENTIFIQUES

Pathologie et Thérapeutique médicales.

ALBERT-WEIL (E.), chargé du service d'électrothérapie de la Clinique chirurgicale infantile de l'hôpital Tenon. **Manuel d'électrothérapie et d'électrodiagnostic.** 1906. In-16, avec 88 fig. 2e édition. Cart. à l'angl. (*Récompensé par l'Académie de médecine*)....... 4 fr.

BATIER (Dr G.). **Tuberculose humaine et tuberculoses animales.** De leur unicité. 1907. 1 vol. gr. in-8 .... 6 fr.

BERGER (E.) et LOEWY (R.). **Les troubles oculaires d'origine génitale chez la femme.** 1905. 1 vol. in-16.......... 3 fr.

BONAIN (A.), chirurgien de l'hôpital civil de Brest. **Traité de l'intubation du larynx chez l'enfant et chez l'adulte.** 1902. 1 vol. in-16, avec 50 fig. Cartonné à l'anglaise...... 4 fr.

BOUCHUT et DESPRÉS, professeurs agrégés à la Faculté de médecine de Paris, médecin et chirurgien des hôpitaux. **Dictionnaire de médecine et de thérapeutique médicale et chirurgicale**, comprenant le résumé de la médecine et de la chirurgie, les indications thérapeutiques de chaque maladie, la médecine opératoire, les accouchements, l'oculistique, l'odontotechnie, les maladies d'oreille, l'électrisation, la matière médicale, les eaux minérales, et un formulaire spécial pour chaque maladie. 7e édit., très augmentée, revue par MM. les Drs Fernand Bouchut et G. Marion, professeur agrégé à la Faculté de médecine de Paris, chirurgien des hôpitaux. 1907. 1 vol. in-4, avec 1 097 figures dans le texte : broché, 25 fr. — Relié .... 30 fr.

CORNIL (V.) et BABES, professeur à la Faculté de médecine de Bucarest. **Les bactéries**, leur rôle dans l'histologie pathologique des maladies infectieuses. 2 vol. gr. in-8; contenant la description des méthodes de bactériologie. 3e édit., 1890, avec 385 fig. en noir et en couleurs dans le texte et 12 planches hors texte.......... 40 fr.

CORNIL (V.), RANVIER (L.), BRAULT et LETULLE. **Manuel d'histologie pathologique.** Tome I, 1901. 1 vol. grand in-8, avec gravures en noir et en couleurs. 3e édit., 25 fr. — Tome II, 1902. 1 vol. grand in-8, avec gravures en noir et en couleurs, 25 fr. — Tome III. 1907. 1 fort vol., grand in-8, avec grav. en noir et en couleurs, 30 fr. (Voir détails page 2.)

DESCHAMPS (Dr A.). **Les maladies de l'énergie.** *Les asthénies générales. Épuisements, insuffisances, inhibitions* (clinique-thérapeutique), préface de M. le Prof. F. Raymond. 2e édit., revue, 1909. 1 vol. in-8 (*couronné par l'Académie de médecine*).......... 8 fr.

DUFOUR (Dr H.). Médecin de l'hôpital de la Maternité. **Manuel de pathologie.** *A l'usage des sages-femmes et des mères.* 1 vol. in-16, avec 53 grav. dans le texte et 14 pl. en coul. hors texte. 1911.......... 6 fr.

FÉRÉ (Ch.), médecin de Bicêtre. **L'instinct sexuel.** *Évolution. Dissolution.* 2e édit. 1902. 1 vol. in-12, cart.......... 4 fr.

FINGER (Ernest), professeur à l'Université de Vienne. **La syphilis et les maladies vénériennes**, traduit de l'allemand, avec notes, par les docteurs Doyon, P. et L. Spillmann. 3e éd., 1909. 1 vol. in-8, avec 8 pl.......... 12 fr.

GALEZOWSKI (J.). **Le fond de l'œil dans les maladies du système nerveux.** 1 vol. in-8, avec 3 pl. en couleurs. 1904.......... 5 fr.

GUÉPIN (A.). **Le traitement de l'hypertrophie sénile de la prostate.** 1 vol. in-12 1904.......... 2 fr. 50

HÉRARD, CORNIL et HANOT. **La phtisie pulmonaire**, étude anatomo-pathologique et clinique. 2e édit. 1 vol. in-8, avec 65 fig. en noir et en couleurs et 2 planches...... 20 fr.

KOLISCHER, professeur de gynécologie à Chicago Clinical School. **Les maladies de l'urèthre et de la vessie chez la femme**, traduit de l'allemand par le Dr Beuttner. 1900. In-12, avec grav., cart.......... 4 fr.

LABADIE-LAGRAVE, médecin de la Charité, et LEGUEU, professeur agrégé à la Faculté de médecine de Paris, chirurgien des hôpitaux. **Traité médico-chirurgical de gynécologie.** 1 vol. gr. in-8, avec 378 grav. dans le texte, cart. à l'angle. 3e édit., 1904 (*Couronné par l'Académie des sciences et par l'Académie de médecine*).......... 25 fr.

LAGRANGE (Fernand), lauréat de l'Académie des sciences et de l'Académie de médecine. **La médication par l'exercice.** 2e éd., 1904. 1 fort vol. in-8, avec 69 gravures dans le texte et une carte coloriée hors texte.......... 12 fr.

— **Les Mouvements méthodiques et la « mécanothérapie ».** 1899. 1 vol. grand in-8, avec 57 gravures.......... 10 fr.

— **Le traitement des affections du cœur par l'exercice et le mouvement.** 1903. 1 vol. in-8, avec fig. et une carte coloriée.......... 6 fr.

LANDOUZY (L.), Doyen de la Faculté de médec. de Paris, et HEITZ (Dr J.). **La balnéation carbo-gazeuse** (*Spécialisation fonctionnelle des eaux de Royat*). 1906. In-8.......... 2 fr.

LAUMONIER (J.). **Les nouveaux traitements.** 2e édit., 1904. 1 vol. in-16, cartonné à l'anglaise.......... 4 fr.

LE DANTEC (F.), chargé de cours à la Sorbonne. **Introduction à la pathologie générale.** 1 fort vol. gr. in-8, avec fig. 1906........ 15 fr.
LEGUEU (Voir plus haut : LABADIE-LAGRAVE).
LÉPINE (R.), professeur de clinique médicale à l'Université de Lyon. **Le diabète sucré.** 1909. 1 vol. gr. in-8........ 16 fr.
LONDE (Dr P.), ancien interne des hôpitaux de Paris. **Essais de médecine préventive.** 1910. 1 vol. in-16, cart. à l'angl........ 4 fr.
— **La médecine préventive du premier âge.** 1911. 1 vol. in-16, cart. à l'angl........ 4 fr.
MACKENSIE (Dr J.), membre du Collège royal des médecins. **Les maladies du cœur.** Traduit sur la 2e édition anglaise par le Dr G. FRANÇON, médecin consultant à Aix-les-Bains. Préface du Dr H. VAQUEZ, prof. agrégé à la Faculté de Médecine, médecin des hôpitaux de Paris, 1911. 1 vol. gr. in-8 avec 280 fig. dans le texte et hors texte... 15 fr.
MOSSÉ (A.), professeur de clinique médicale à l'Université de Toulouse. **Le diabète et l'alimentation aux pommes de terre.** 1903. 1 vol. grand in-8, avec graphiques..... 5 fr.
RICHET (Ch.), prof. à la Faculté de médecine de Paris. **L'anaphylaxie.** 1911. 1 vol. in-16........ 3 fr. 50
SIMON (P.), professeur à la Faculté de médecine de Nancy. **Manuel de percussion et d'auscultation.** 1895. In-12, cart........ 4 fr.
SPRINGER. **La croissance. Son rôle en pathologie. Essai de pathologie générale.** 1 vol. in-8. 1890........ 6 fr.
UNNA, professeur à l'Université de Vienne. **Thérapeutique des maladies de la peau.** Traduit de l'allemand par les Drs DOYON et SPILLMANN. 1908. 1 vol. grand in-8... 10 fr.
Revue de Médecine. Directeurs, MM. les Prof. BOUCHARD, CHAUFFARD, CHAUVEAU, LANDOUZY, LÉPINE, PITRES, ROGER et VAILLARD; Rédacteurs en chef, MM. LANDOUZY et LÉPINE; Secrétaire de la rédaction, Dr JEAN LÉPINE (v. p. 30).

Maladies nerveuses et mentales.

BERNARD LEROY. **L'illusion de fausse reconnaissance.** 1 vol. in-8. 1898........ 4 fr.
— **Le langage.** *Essai sur la fonction normale et pathologique de cette fonction.* 1 vol. in-8. 1906........ 5 fr.
BINET. **Les altérations de la personnalité.** 2e édit. 1902. In-8, cart........ 6 fr.
CAMUS (J.) et PAGNIEZ (Ph.). **Isolement et psychothérapie.** *Traitement de l'hystérie et de la neurasthénie, pratique de la rééducation morale et physique.* Préface de M. le Dr DÉJERINE. 1904. Gr. in-8........ 9 fr.
DAREL. **La Folie.** *Ses causes. Sa thérapeutique.* 1 v. in-8. 1901........ 4 fr.
DESCHAMPS (Dr A.). **Les Maladies de l'énergie.** Les asthénies générales. *Épuisements, insuffisances, inhibitions* (Clinique-thérapeutique), préface de M. le Prof. RAYMOND. 1 vol. in-8 2e éd. 1909. (*Couronné par l'Académie de médecine*)........ 8 fr.
DROMARD (Dr G.). **La mimique chez les aliénés.** 1909. 1 vol. in-16, cart........ 4 fr.
DROMARD (Dr G.) et LEVASSORT (Dr J.). **L'amnésie.** 1907. 1 vol. in-16, cart...... 4 fr.
DUBUISSON (P.) et A. VIGOUROUX. **Responsabilité pénale et folie.** 1 vol. in-8°. 1911. 7 fr. 50
DUPOUY (Dr R.). **Les Opiomanes.** 1 vol. in-8°. 1911........ 5 fr.
FÉRÉ (Ch.), médecin de Bicêtre. **Le traitement des aliénés dans les familles.** 1 vol. in-18. 3e éd., cart. à l'angl........ 4 fr.
— **Les épilepsies et les épileptiques.** 1 vol. gr. in-8, avec 67 gravures et 12 planches hors texte........ 20 fr.
— **Pathologie des émotions,** études cliniques et physiologiques. 1 vol. grand in-8, avec figures........ 12 fr.
— **La Famille névropathique.** Théorie tératologique de l'hérédité et de la prédisposition morbides et de la dégénérescence. 1 vol. in-12. 2e éd., 1898, avec 25 grav. dans le texte, cart. à l'angl........ 4 fr.
— **Dégénérescence et criminalité.** 1 vol. in-12. 4e éd., 1907........ 2 fr. 50
FLEURY (Maurice de). **Introduction à la médecine de l'esprit.** 1 vol. gr. in-8, avec fig. 9e éd., 1911 (*Couronné par l'Académie française et par l'Académie des sciences*). 7 fr. 50
— **Les grands symptômes neurasthéniques.** *Pathogénie et traitement.* 10e éd., 1904. 1 vol. in-8, avec figures........ 7 fr. 50
— **Manuel pour l'étude des maladies du système nerveux.** Gr. in-8, avec 133 grav. en noir et en coul., cart. à l'angl. 1904........ 25 fr.
(*Ces deux ouvrages ont été couronnés par l'Académie de médecine.*)
FRENKEL. **L'Ataxie tabétique.** *Son traitement par la rééducation des mouvements.* Traduit de l'allemand par le Dr Van BIERVLIET. Préface du Prof. RAYMOND. 1 fort vol. gr. in-8, av. 132 grav. 1906........ 8 fr.
GRASSET, professeur de la Faculté de médecine de Montpellier. **Les maladies de l'orientation et de l'équilibre.** 1901. 1 vol. in-8, avec grav., cart. à l'angl........ 6 fr.
— **Demifous et demiresponsables.** 1 vol. in-8. 2e édit., 1908........ 5 fr.
HARTENBERG (P.). **Les timides et la timidité.** 3e éd. 1 vol. in-8........ 5 fr.
— **Psychologie des Neurasthéniques.** 2e édit., 1909. 1 vol. in-16........ 3 fr. 50
— **L'Hystérie et les hystériques.** 1910. 1 vol. in-16........ 3 fr. 50

ICARD (S.). **La femme pendant la période menstruelle**, étude de psychologie morbide et de médecine légale. 1 vol. in-8. . . . . . 6 fr.

INGEGNIEROS (J.), professeur à l'Université de Buenos-Ayres. **Le Langage musical et ses troubles hystériques**. 1907. 1 vol. gr. in-8. . . . . . 6 fr.

JANET (Pierre), professeur au Collège de France. **L'état mental des hystériques**. *Les stigmates mentaux des hystériques. Les accidents mentaux des hystériques. Études sur divers symptômes hystériques. Le traitement psychologique de l'hystérie.* 2e édition, 1911. 1 vol. gr. in-8 avec gravures. . . . . . 18 fr.

— et RAYMOND (F.), professeur de la clinique des maladies nerveuses à la Salpêtrière. **Névroses et idées fixes**. — I. *Études expérimentales sur les troubles de la volonté, de l'attention, de la mémoire, sur les émotions, les idées obsédantes et leur traitement*, par P. Janet. 1 vol. gr. in-8, avec 92 fig. 2e édit., 1904. . . . . . 12 fr.

— II. — *Névroses, maladies produites par les émotions, les idées obsédantes et leur traitement*, par F. Raymond et Pierre Janet. 1 vol. gr. in-8, avec 97 grav. 2e édit., 1908. 14 fr. (*Ouvrage couronné par l'Académie des sciences et par l'Académie de médecine.*)

— **Les obsessions et la psychasthénie**. I. — *Études cliniques et expérimentales sur les idées obsédantes, les impulsions, les manies mentales, la folie du doute, les tics, les agitations, les phobies, les délires du contact, les angoisses, les sentiments d'incomplétude, la neurasthénie, les modifications des sentiments du réel, leur pathogénie et leur traitement.* 2e édit., 1908. 1 vol. grand in-8, avec 8 gravures. . . . . . 18 fr.

II. — *États neurasthéniques, aboulies, incomplétude, agitation et angoisses diffuses, algies, phobies, délires du contact, tics, manies mentales, folies du doute, idées obsédantes, impulsions.* 2e édition, 1911. 1 vol. grand in-8, avec 22 gravures. . . . . . 14 fr.

LANGE, professeur à l'Université de Copenhague. **Les émotions**. Traduit de l'allem. par G. Dumas 4e édit., 1911. 1 vol. in-12. . . . . . 2 fr. 50

LÉVY (P.-E.), **L'Éducation rationnelle de la volonté**, *son emploi thérapeutique.* Préface de M. le Prof. Bernheim. 10e édit., 1910. 1 vol. in-12, cart. à l'angl. . . . . . 4 fr.

— **Neurasthénie et névroses**. *Leur guérison définitive en cure libre.* 2e édition, 1910. 1 vol. in-16. . . . . . 4 fr.

MAUDSLEY. **Le crime et la folie**. 1 vol. in-8. 1901, 7e édit. Cart. . . . . . 6 fr.

PHILIPSON. **L'autonomie et la centralisation dans le système nerveux des animaux**. 1906. In-8. . . . . . 5 fr.

RAYMOND (Pr F.). Voyez Janet (Pierre) et Raymond, ci-dessus.

RODET (P.). **Morphinisme et morphinomanie**. 1897. 1 vol. in-12, cart. à l'angl. (*Couronné par l'Académie de médecine*). . . . . . 4 fr.

ROGUES DE FURSAC (J.), ancien chef de clinique à la Faculté de Médecine de Paris **Manuel de Psychiatrie**. 3e édit. revue et augmentée, 1909. 1 vol. in-16, cartonné à l'anglaise . . . . . . 4 fr.

SÉRIEUX (P.) et CAPGRAS (J.), médecins en chef des asiles de la Seine. **Les folies raisonnantes**. *Le délire d'interprétation.* 1909. 1 vol. in-8. . . . . . 7 fr.

SOLLIER (P.). **Genèse et nature de l'hystérie**, 2 vol. in-8. 1897. . . . . . 20 fr.

— **L'hystérie et son traitement**. 1 vol. in-12, cart. 1901. . . . . . 4 fr.

STEWART (Dr PURWES) (de Londres), médecin de l'hôpital de Westminster et de l'hôpital de West End pour les maladies nerveuses. **Le diagnostic des maladies nerveuses**. Traduction et adaptation française par le Dr G. Scherb (d'Alger). Préface de M. le Dr Helme. 1910. 1 vol. gr. in-8 avec 208 fig. et diagrammes. . . . . . 15 fr.

Psychologie expérimentale.

BAZAILLAS (A.), prof. de philosophie au lycée Condorcet, docteur ès lettres. **Musique et inconscience**. Introduction à la psychologie de l'inconscient. 1908. 1 vol. in-8. . . . . . 5 fr.

BINET (Alfred), directeur du laboratoire de psychologie physiologique à la Sorbonne. **La psychologie du raisonnement**. *Recherches expérimentales par l'hypnotisme.* 4e édit., 1907. 1 vol. in-18. . . . . . 2 fr. 50

— **Les Révélations de l'écriture**. 1 vol. in-8, avec grav. 1906. . . . . . 5 fr.

CHABRIER (Dr). **Les émotions et les états organiques**. 1911. 1 vol. in-18. . . . . . 2 fr. 50

CRÉPIEUX-JAMIN (J.). **L'écriture et le caractère**. 5e édit. revue et augmentée, 1909. 1 vol. in-8. . . . . . 7 fr. 50

DANVILLE (Gaston). **Psychologie de l'amour**. 5e édit., 1910. 1 vol. in-18. . . . . . 2 fr. 50

DUMAS (G.), chargé du cours de psychologie expérimentale à la Sorbonne. **Le Sourire**. *Psychologie et physiologie*, avec figures. 1906. 1 vol. in-16. . . . . . 2 fr. 50

DUPRÉ (Dr E.), agrégé de la Faculté de Paris, médecin des hôpitaux, et NATHAN (Dr M.), Ancien interne des hôpitaux de Paris. **Le langage musical**. *Étude médico-psychologique.* Préface de Ch. Malherbe, bibliothécaire de l'Opéra. 1911. 1 vol. in-8. . . . . . 3 fr. 75

EGGER (V.), professeur à la Sorbonne. **La parole intérieure**. 2e édit., 1904. 1 vol. in-8. . . . . . 5 fr.

FOUCAULT (M.), professeur à l'Université de Montpellier. **Le Rêve** (*Recherches et observations*). 1 vol. in-8. . . . . . 5 fr.

GLEY (E.), membre de l'Académie de médecine, professeur au Collège de France. **Études de psychologie physiologique et pathologique**. 1903. 1 vol. in-8. . . . . . 5 fr.

GODFERNAUX (A.). **Le sentiment et la pensée et leurs principaux aspects physiologiques.** 2e édit. 1 vol. in-16. 1905........ 2 fr. 50

HOFFDING, professeur à l'université de Copenhague. **Esquisse d'une psychologie fondée sur l'expérience**, trad. POITEVIN, préface de PIERRE JANET. 4e édit., 1909. 1 vol. in-8........ 7 fr. 50

JAMES (William). **La théorie de l'émotion.** Trad. de l'anglais. Introd. par G. DUMAS, prof. à la Sorbonne. 3e édit., 1910. 1 vol. in-16........ 2 fr. 50

JANET (Pierre), professeur au Collège de France. **L'automatisme psychologique.** 6e édit., 1910. 1 vol. in-8........ 7 fr. 50

JOFFROY (A.), Professeur à la Faculté de Médecine de Paris, médecin de l'asile Sainte-Anne, et DUPOUY (R.), médecin de l'asile Saint-Yon. **Fugues et vagabondage.** Étude clinique et psychologique. Préface de M. le Dr C. DENY, médecin de la Salpêtrière. 1909. 1 vol. in-8........ 7 fr.

KOSTYLEFF (N.). **La crise de la psychologie expérimentale.** 1911. 1 vol. in-16.. 2 fr. 50

MALAPERT (P.). **Les éléments du caractère et leurs lois de combinaison.** 1905. 1 vol. in-8. 2e édition........ 5 fr.

MOSSO, professeur à l'Université de Turin. **La Peur.** *Étude psychophysiologique.* 4e édit. revue, 1908. 1 vol. in-18, avec grav........ 2 fr. 50

— **La fatigue intellectuelle et physique**, traduit de l'italien par P. LANGLOIS. 6e édit., 1908. 1 vol. in-18, avec grav........ 2 fr. 50

NAYRAC (J.-P.). **Physiologie et psychologie de l'attention** (*Ouvrage récompensé par l'Institut*). 1 vol. in-8. 1906........ 3 fr. 75

PHILIPPE (J.), chef des travaux au laboratoire de psychologie physiologique à la Sorbonne. **L'image mentale.** 1903. 1 vol. in-18, avec figures........ 2 fr. 50

PIDERIT. **La mimique et la physiognomonie.** In-8, av. 100 grav. 1888........ 5 fr.

PROAL (Louis), Conseiller à la Cour de Paris. **L'éducation et le suicide des enfants.** 1907. 1 vol. in-18........ 2 fr. 50

RIBOT (Th.), de l'Institut, directeur de la *Revue philosophique*. **La psychologie de l'attention.** 11e édit., 1910. 1 vol. in-18........ 2 fr. 50

— **L'hérédité psychologique.** 9e édit., 1910. 1 vol. in-8........ 7 fr. 50

— **La psychologie des sentiments.** 8e édit., 1911. 1. vol. in-8........ 7 fr. 50

— **Essai sur les passions.** 3e édit., 1910. 1 vol. in-8........ 3 fr. 75

— **Problèmes de psychologie affective.** 1910. 1 vol. in-16........ 2 fr. 50

ROEHRICH (E.). **L'attention spontanée et volontaire.** *Son fonctionnement, ses lois, son emploi dans la vie pratique.* 1907. 1 vol. in-18........ 2 fr. 50 (*Récompensé par l'Académie des sciences morales et politiques*).

SERMYN (Dr W. C.). **Contribution à l'étude de certaines facultés cérébrales méconnues.** 1911. 1 vol. in-8........ 7 fr. 50

SOLLIER (P.). **Le problème de la mémoire.** *Essai de psycho-mécanique.* 1900. 1 vol. in-8........ 3 fr. 75

— **Les phénomènes d'autoscopie.** 1903. 1 vol. in-18, avec gravures........ 2 fr. 50

SOURIAU (P.), prof. à l'Univ. de Nancy. **La suggestion dans l'Art.** 2e édit., 1909. 1 vol. in-8........ 5 fr.

TARDIEU (Émile). **L'ennui.** *Étude psychologique.* 1903. 1 vol. in-8........ 5 fr.

TASSY (E.). **Le travail d'idéation.** *Hypothèses sur les réactions centrales dans les phénomènes mentaux.* 1911. 1 vol. in-8........ 5 fr.

THOMAS (P.-F.). **La suggestion,** *son rôle dans l'éducation.* 5e édit., 1910. 1 vol. in-18........ 2 fr. 50

WAYNBAUM (Dr J.). — **La physionomie humaine.** Son mécanisme et son rôle social. 1907. 1 vol. in-8........ 5 fr.

WUNDT. **Hypnotisme et suggestion**, traduit de l'allemand par E. KELLER. 4e édit., 1909, 1 vol. in-18........ 2 fr. 50

WYLM (Dr A.). **La morale sexuelle.** 1907. 1 vol. in-8........ 5 fr.

Journal de psychologie normale et pathologique, par les professeurs PIERRE JANET et G. DUMAS (Voir page 31).

Psychologie pathologique.

DUPRAT. **L'instabilité mentale**, essai sur les données de la psycho-pathologie. 1 vol. in-8. 1899........ 5 fr.

— **Les causes sociales de la folie.** 1900. 1 vol. in-12........ 2 fr. 50

— **Le Mensonge**, 2e édit. revue. 1 vol. in-16........ 2 fr. 50

DURKHEIM (Em.), professeur à la Sorbonne. **Le suicide.** 1 vol. in-8. 1897........ 7 fr. 50

DUGAS et MOUTIER. **La Dépersonnalisation.** 1 vol. in-16. 1911........ 2 fr. 50

GAUSSEN (Dr Ch.). **La mélancolie présénile.** *Étude psychologique et clinique.* 1911. 1 vol. gr. in-8........ 7 fr.

GRASSET (J.), professeur à la Faculté de médecine de Montpellier. **Demifous et demiresponsables.** 2e édit., 1908. 1 vol. in-8........ 5 fr.

GURNEY, MYERS et PODMORE. **Les hallucinations télépathiques**, adaptation de l'anglais par L. MARILLIER, avec préface de M. Ch. RICHET. 4e édit., 1905. 1 vol. in-8... 7 fr. 50

HARTENBERG (Dr). **Psychologie des neurasthéniques.** 1 vol. in-16. 2e éd., 1909. 3 fr. 50

HESNARD (Dr A.). **Les troubles de la personnalité dans les états d'asthénie psychique.** *Étude de psychologie clinique.* Préface de M. le Prof. RÉGIS. 1909. 1 vol. gr. in-8. 6 fr.

LAUVRIERE (E.). **Edgar Poë.** *Sa vie et son œuvre. Étude de psychologie pathologique (Couronné par l'Académie de médecine).* 1 vol. in-8. 1905........................ 10 fr.

MASSELON (R.), médecin adjoint de l'asile de Clermont. **La Mélancolie, étude médicale et psychologique.** 1906. 1 vol. in-16, cart.. 4 fr.

MIGNARD (Dr M.), ancien interne des asiles de la Seine. **La joie passive.** *Étude de psychologie pathologique.* Préface de M. le Dr G. DUMAS, professeur adjoint à la Sorbonne. 1910. 1 vol. in-16, cartonné.. 4 fr.

MORTON PRINCE, prof. de pathologie du système nerveux à l'école de médecine de « Tufts collège », médecin spécialiste des maladies nerveuses aux hôpitaux de Boston. **La dissociation d'une personnalité.** *Étude biographique de psychologie pathologique,* trad. de l'anglais par R. RAY et J. RAY. 1911. 1 vol. in-8........................ 10 fr.

MURISIER, professeur à l'Université de Neufchâtel. **Les maladies du sentiment religieux.** 1 vol. in-12, 3e édit., 1909.. 2 fr. 50

MYERS. **La personnalité humaine.** *Sa survivance. Ses manifestations supranormales,* traduit par le Dr JANKÉLÉVITCH. 3e édit. 1 vol. in-8. 1910........................ 7 fr. 50

NORDAU (Max). **Dégénérescence.** 2 vol. in-8. 7e édit., 1909........................ 17 fr. 50

PASCAL (Dr C.). médecin des asiles publics d'aliénés. **La démence précoce.** *Étude psychologique, médicale et médico-légale.* 1911. 1 vol. in-16, cart. à l'angl.............. 4 fr.

PHILIPPE et BONCOUR (G.-Paul). **Les anomalies mentales chez les écoliers.** *Étude médico-pédagogique.* 2e édit. (*Couronné par l'Institut*). 1909. 1 vol. in-16.............. 2 fr. 50

— **L'Éducation des anormaux.** *Principes d'éducation physique, intellectuelle, morale.* 1910. 1 vol. in-16.. 2 fr. 50

RIBOT (Th.), de l'Institut. **Les maladies de la mémoire.** 22e éd., 1911. 1 vol. in-16... 2 fr. 50

— **Les maladies de la volonté.** 26e édit., 1910. 1 vol. in-16........................ 2 fr. 50

— **Les maladies de la personnalité.** 15e édit., 1911. 1 vol. in-16........................ 2 fr. 50

ROGUES DE FURSAC. **L'Avarice,** *essai de psychologie morbide.* 1 vol. in-16. 1911. 2 fr. 50

SÉRIEUX (P.) et CAPGRAS (J.), médecins en chef des asiles de la Seine. **Les folies raisonnantes.** *Le délire d'interprétation.* 1907. 1 vol. in-8........................ 7 fr.

SAINT-PAUL (G.), médecin-major de l'armée. **Le langage intérieur et les paraphasies** (*la fonction endophasique*). 1904. 1 vol. in-8........................ 5 fr.

SOLLIER (P.). **Psychologie de l'idiot et de l'imbécile.** 2e édit., 1901. 1 vol. in-8, avec planches.. 5 fr.

Traité international de psychologie pathologique, publié sous la direction du Dr A. MARIE, médecin en chef de l'asile de Villejuif. — Tome I : *Psychopathologie générale,* 1 fort vol. gr. in-8 de XX-1028 pages avec 353 gravures dans le texte........................ 25 fr

Tome II : *Psychopathologie clinique,* 1 fort vol. gr. in-8 de XXIX-1000 pages, avec 351 gravures dans le texte.. 25 fr.

(L'ouvrage sera complet en 3 volumes; le tome III paraîtra en décembre 1911.)

VAN BRABANT (W.). **Psychologie du vice infantile.** 1910. 1 vol. gr. in-8....... 3 fr. 50

Hygiène. — Thérapeutique. — Pharmacie.

BOSSU. **Petit compendium médical.** Quintessence de pathologie, thérapeutique et médecine usuelle. 6e éd., 1901. 1 vol. in-32, cart. à l'angl........................ 1 fr. 25

BOUCHARDAT (A.) et (G.), membres de l'Académie de médecine. **Nouveau Formulaire magistral,** 1909, 4e édition, collationnée avec le Codex de 1908, revue et augmentée de formules nouvelles, d'un mémoire thérapeutique et de la *Liste complète des mets permis aux glycosuriques.* 1 vol. in-18, cartonné à l'anglaise........................ 4 fr.

BOUCHARDAT (A.) et DESOUBRY. **Nouveau formulaire vétérinaire.** 6e édit., conforme au nouveau Codex revue et augmentée. 1904. 1 vol. in-18, cartonné à l'anglaise.... 4 fr.

DELÉARDE (Dr), professeur à la Faculté de Médecine de Lille, chargé du cours de clinique médicale infantile. **Guide pratique de puériculture,** à l'usage des docteurs en médecine et des sages-femmes. 1910. 1 vol. in-16 avec gravures, cart. à l'anglaise.......... 4 fr.

DEMENŸ (G.), professeur du cours d'éducation de la Ville de Paris et de gymnastique appliquée à l'école de gymnastique militaire de Joinville-le-Pont. **Les bases scientifiques de l'éducation physique.** 4e édition, 1909, 1 vol. in-8, avec 198 fig. Cart.............. 6 fr.

— **Mécanisme et éducation des mouvements.** 4e édit., 1911. 1 vol. in-8, avec 571 figures, cartonné à l'anglaise.. 9 fr.

— PHILIPPE (J.) et RACINE. **Cours théorique et pratique d'éducation physique.** 2e édit. revue et augmentée. 1909. 1 vol. in-8, avec gravures et planches hors texte........ 4 fr.

DUFOUR (L.), pharmacien de 1re classe. **Manuel de pharmacie pratique.** 2e édit., 1903. 1 vol. in-18.. 3 fr. 50

LAGRANGE (F.). **L'hygiène de l'exercice chez les enfants et les jeunes gens.** 9e éd., 1910. 1 vol. in-12, cartonné à l'angl.. 4 fr.

LAGRANGE (F.) et de GRANDMAISON. **La Fatigue et le repos.** 1 vol. in-8. 1911... 6 fr.

LAHOR (J.) (Dr Cazalis) et Dr LUCIEN-GRAUX. **L'alimentation à bon marché saine et rationnelle.** 2e édition, 1909. 1 vol. in-16 (*Récompensé par l'Académie française*). 3 fr. 50

LAUMONIER (J.). **Hygiène de l'alimentation dans l'état de santé et de maladie.** 1 vol. in-12. 4e édit., entièrement refondue, 1911, cart. à l'angl., avec grav.............. 4 fr.

LEFÉBURE (Ct), ancien comt de l'école de gymnastique militaire belge. **Méthode de gymnastique éducative suédoise.** 1 vol. in-8, avec gravures et planches. 1906.......... 5 fr.

— **L'éducation physique en Suède. Sa diffusion universelle.** Nouvelle édition, 1908. 1 vol. gr. in-8.. 6 fr.

MACÉ, professeur à l'École de pharmacie de Rennes. **Traité pratique et raisonné de pharmacie galénique.** 1 vol. in-8.. 6 fr.

Manuel d'hygiène athlétique, à l'usage des lycéens et des jeunes gens des associations athlétiques. 1 broch. in-32, 1895.. 50 c.

MOSSO, professeur à l'Université de Turin. **L'éducation physique de la jeunesse.** 1 vol. in-12, cart. à l'angl. 1895... 4 fr.

— **Les exercices physiques et le développement intellectuel.** 1904. 1 vol. in-8, cartonné.. 6 fr.

Puériculture et hygiène infantile (*Première série*). Conférences faites sous la présidence de MM. G. Lyon, recteur de l'Académie de Lille et Th. Barrois, professeur à la Faculté de Lille, par MM. Bué, Deléarde, Gaudier, Lambling, Ouï, professeurs à la Faculté de médecine de Lille et V. Dubron, président du Comité du Nord de l'Alliance d'hygiène sociale. 1908. 1 vol. in-16.. 2 fr.

— (*Deuxième série*), par MM. Bué, Carrière, Charmeil, Deléarde, Gaudier, Gérard, Lambling, Ouï, Surmont, prof. à la Faculté de médecine de Lille, Calmette et Guérin, de l'Institut Pasteur de Lille. 1911. 1 vol. in-16........................... 3 fr.

RIBBING, prof. à l'Univ. de Lund (Suède). **L'hygiène sexuelle et ses conséquences morales.** 4e éd. 1911, in-12, cart.. 4 fr.

ROZET (G.). **La défense et illustration de la race française.** 1911. 1 vol. in-16... 3 fr. 50

TISSIÉ (Th.). **La fatigue et l'entraînement physique.** 3e édit., 1 vol. in-12, cart. à l'angl., 1908 (*Couronné par l'Acad. de méd.*).. 4 fr.

WEBER. **Climatothérapie**, traduit de l'allemand par MM. les docteurs Doyon et Spillmann. 1 vol. in-8.. 6 fr.

YVERT (A.), médecin principal de l'armée, en retraite. **Causeries sanitaires.** Tome I. *Théorie des germes.* 1903. 1 vol. in-8.. 5 fr.

Tome II. *Désinfection.* 1905. 1 vol. in-8.. 6 fr.

Pathologie et thérapeutique chirurgicales.

BOURCART, privat-docent à l'Université de Genève, et CAUTRU. **Le ventre.** *Étude de la cavité abdominale au point de vue du massage.* Tome I. *Le rein.* 1 vol. gr. in-8, avec gr. et pl... 10 fr.

Tome II. *L'estomac et l'intestin.* 1 vol. gr. in-8 avec grav. et pl.............. 12 fr.

Conférence internationale du Cancer (2e). Tenue à Paris du 1er au 5 octobre 1910. Travaux publiés sous la direction de M. le Prof. Pierre Delbet, secrétaire général, et le Dr R. Ledoux-Lebard, secrétaire, de l'Association française pour l'étude du cancer. Rapports présentés, discussions. 1911. 1 vol. gr. in-8 de LXII-803 pages..................... 20 fr.

CORNET. **Pratique de la Chirurgie courante.** Préface du professeur Ollier. 1 fort vol. in-12, avec 111 grav. 1900. Cart.. 4 fr.

CORNIL (V.), membre de l'Académie de médecine, professeur à la Faculté de médecine de Paris. **Les tumeurs du sein.** 1908. 1 vol. gr. in-8, avec 169 fig. dans le texte...... 12 fr.

DELBET, professeur à la Fac. de méd. de Paris, chirurgien des hôpitaux. **Du traitement des anévrysmes.** 1 vol. in-8... 5 fr.

DELORME, médecin inspecteur général de l'armée. **Traité de chirurgie de guerre.** — I. *Histoire de la chirurgie militaire française, plaies par armes à feu des parties molles.* 1 vol. gr. in-8, avec 95 fig. dans le texte et 1 planche hors texte................. 16 fr.

II. *Lésions des os par les armes de guerre. — Blessures des régions. — Service de santé en campagne.* 1 fort vol. grand in-8, avec 397 gravures dans le texte....... 26 fr. (*Ouvrage couronné par l'Académie des sciences*).

DODERLIN (Dr A.), professeur à l'université de Tubingue. — **Précis d'opérations obstétricales**, traduit par le Dr L. Aubert. 1 vol. in-8, avec 150 figures, cart. 1907...... 5 fr.

DURET (H.), ex-chirurgien des hôpitaux de Paris, professeur de clinique chirurgicale à la Faculté libre de Lille. **Les tumeurs de l'encéphale.** — *Manifestations et chirurgie.* 1 fort vol. gr. in-8, avec 297 figures. 1905.................................... 20 fr.

ESTOR (L.), professeur à la Faculté de médecine de Montpellier. **Guide pratique de chirurgie infantile.** 2e édit. revue et augmentée, 1909. 1 vol. in-8, avec 174 gravures.. 8 fr.

HENNEQUIN (Dr J.) et LOEWY (Dr R.). **Les Luxations des grandes articulations.** Leur traitement pratique. 1908. 1 vol. gr. in-8, avec 125 gravures...................... 16 fr.

JULLIARD (Dr Ch.), **Manuel pratique des bandages, pansements et appareils chirurgicaux.** Préface de M. le Prof. Terrier. 1907. 1 vol. gr. in-8, avec 200 fig. Prix broché.... 6 fr.

KOSCHER (Th.) **Les fractures de l'humérus et du fémur.** 1 vol. gr. in-8, avec 105 figures et 56 planches. 1904........ 15 fr.

LABADIE-LAGRAVE, médecin des hôpitaux de Paris, et LEGUEU, prof. agrégé à la Fac. de méd. de Paris, chirurgien des hôpitaux. **Traité médico-chirurgical de gynécologie** 1 vol. gr. in-8, avec 387 gravures dans le texte. 3e édit., 1904. Cart. à l'anglaise (*Couronné par l'Académie des sciences et par l'Académie de médecine*)........ 25 fr.

LEGUEU (Félix), professeur agrégé à la Faculté de médecine de Paris, chirurgien des hôpitaux. **Leçons de clinique chirurgicale.** 1902. 1 vol. grand in-8, avec gravures. 12 fr.

— **Traité chirurgical d'Urologie.** Préface de M. le prof. Guyon, de l'Institut. 1910. 1 vol. gr. in-8 avec 663 gravures dans le texte et 8 planches en couleurs hors texte, cart. 40 fr.

LEGUEU (voir ci-dessus : Labadie-Lagrave).

NIMIER (H.), médecin principal de l'armée, directeur de l'École de médecine du service de santé militaire. *Chirurgie nerveuse.* **Blessures du crâne et de l'encéphale par coup de feu.** 1904. 1 vol. gr. in-8, avec 158 grav........ 15 fr.

— et DESPAGNET. **Traité élémentaire d'ophtalmologie.** 1894. 1 vol. gr. in-8, avec 432 gravures, cart. à l'angl........ 20 fr.

— et LAVAL. **Les projectiles des armes de guerre.** *Leur action et leurs effets vulnérants.* 1898. 1 vol. in-12, avec gravures........ 3 fr.

— **Les explosifs, les poudres, les projectiles d'exercices,** *leur action vulnérante.* 1899. 1 vol. in-12, avec gravures........ 3 fr.

— **Les armes blanches.** *Leur action et leurs effets vulnérants.* 1889. 1 fort vol. in-12, avec gravures........ 6 fr.

(*Ces trois volumes ont été couronnés par l'Académie des sciences.*)

— **De l'infection en chirurgie d'armée.** *Évolution des blessures de guerre.* 1900. 1 fort vol. in-12, avec gravures........ 6 fr.

— **Traitement des blessures de guerre.** 1901. 1 fort vol. in-12, avec gravures........ 6 fr.

(*Ces cinq volumes ont été récompensés par l'Académie de médecine. — Prix Laborie.*)

PAQUY (Dr E.), chef de clinique d'accouchements à la Faculté de médecine de Paris. **Manuel de pratique obstétricale.** 1910. 1 vol. in-16, avec 107 grav., cart. à l'angl........ 4 fr.

REVERDIN (J.-L.), professeur à la Faculté de médecine de Genève. **Leçons de chirurgie de guerre.** *Des blessures faites par les balles des fusils.* Préface de H. Nimier, médecin-inspecteur de l'armée française, professeur au Val-de-Grâce. 1910. 1 vol. in-8, avec 7 pl. en phototypie........ 7 fr. 50

TERRIER, prof. à la Faculté de Médecine de Paris, et AUVRAY, prof. agrégé. **Chirurgie du foie et des voies biliaires.**

Tome I. *Traumatisme du foie et des voies biliaires. — Foie mobile. — Tumeurs du foie et des voies biliaires.* 1901. 1 vol. gr. in-8, avec 50 gravures........ 10 fr.

Tome II. *Echinococcose hydatique commune. — Kystes alvéolaires. — Suppurations hépatiques. — Abcès tuberculeux intra-hépatique. — Abcès de l'actinomycose.* 1907. 1 vol. gr. in-8, avec 47 gravures........ 12 fr.

— GUILLEMAIN, chir. des hôp., et MALHERBE. **Chirurgie du cou.** 1 vol. in-12 avec 101 grav., cart. à l'angl. 1898........ 4 fr.

— **Chirurgie de la face.** 1 vol. in-12, av. 214 grav., 1896........ 4 fr.

— et PÉRAIRE. **Manuel de petite chirurgie de Jamain.** 8e éd., refondue. 1901. 1 vol. gr. in-18, avec 572 fig., cart. à l'angl........ 8 fr.

— **Petit manuel d'antisepsie et d'asepsie chirurgicales,** 1 vol. in-18, avec 70 grav., cart. à l'angl. 1893........ 3 fr.

— **Petit Manuel d'anesthésie chirurgicale.** 1 vol. in-18, avec grav., cart. à l'angl. 1893. 3 fr.

— **L'opération du trépan.** 1 vol. in-12, avec 222 gr., cart. à l'angl. 1895........ 4 fr.

— et E. REYMOND. **Chirurgie de la plèvre et du poumon.** 1 vol. in-12, avec 67 grav., cart. à l'anglaise 1899........ 4 fr.

— **Chirurgie du cœur et du péricarde.** 1 vol. in-12, avec 79 grav. cart. à l'anglaise 1898. 3 fr.

Congrès français de Chirurgie. *Procès-verbaux, mémoires et discussions,* publiés sous la direction de MM. S. Pozzi, Picqué et Ch. Walther, secrétaires généraux (Chaque session forme un vol. in-8, avec figures).

1re session (1885) : 14 fr. ; 2e session (1886) : 14 fr. ; 3e session (1888) : 14 fr. ; 4e session (1889) : 16 fr. ; 5e session (1891) : 14 fr. ; 6e session (1892) : 16 fr. ; 7e session (1893) : 18 fr. ; 8e à 21e sessions (1894 à 1908) : chacune 20 fr. ; 22e et 23e sessions (1909 et 1910) : chacune 25 fr.

Revue de Chirurgie. Directeurs : MM. les Prof. Quénu, Poncet, P. Delbet, P. Duval, Lejars, Gross, Forgue, Demons, Cestan ; Rédacteur en chef : M. Quénu. (Voir p. 30.)

Anatomie. — Physiologie.

ARLOING, professeur à la Faculté de médecine de Lyon. **Les virus.** 1 vol. in-8, avec grav., cart........ 6 fr.

BERNSTEIN. **Les sens.** 1 vol. in-8, avec 91 fig., 5e édit., cart........ 6 fr.

BERT (A.) et PELLANDA. **La nomenclature anatomique et ses origines.** *Explication des termes anciens employés de nos jours.* 1904. 1 vol. in-8........ 2 fr.

BONNIER (Dr P.). **La voix.** Sa culture physiologique. Théorie nouvelle de la phonation, 3e édition, 1910. 1 vol. in-16, avec grav........ 3 fr. 50

BOURDEAU (Louis). **Le problème de la mort.** 1904, 4e édit. In-8.................. 5 fr.
— **Le problème de la vie.** 1901. 1 vol. in-8.................................. 7 fr. 50

CHARLTON BASTIAN. **Le cerveau et la pensée chez l'homme.** 2 vol. in-8, avec grav. cart.. 12 fr.

CHASSEVANT (A.), professeur agrégé à la Faculté de médecine de Paris. **Précis de chimie physiologique.** 1905. 1 vol. gr. in-8 avec fig.................................. 10 fr.

CORNIL, professeur à la Faculté de médecine de Paris, membre de l'Académie de médecine RANVIER, de l'Institut, professeur au Collège de France; BRAULT et LETULLE, membres de l'Académie de Médecine. **Manuel d'histologie pathologique.** 3e édit. entièrement refondue.

Tome I. *Généralités. — Inflammations. — Tumeurs. — Bactéries. — Lésions des os, des tissus, des membranes séreuses*, par MM. Ranvier, Cornil, Brault, F. Bezançon, M. Cazin. 1 vol. gr. in-8, avec 369 grav. en noir et en couleurs. 1900........... 25 fr.

Tome II. *Muscles. — Sang et hématopoïèse. — Cerveau et moelle. — Nerfs*, par MM. G. Durante, J. Jolly, H. Dominici, A. Gombault, Philippe. 1 vol. gr. in-8, avec grav. en noir et en couleurs, 1902.. 25 fr.

Tome III. *Cerveau. — Centres nerveux inférieurs. — Nerfs. — Cœur, artères et veines. — Vaisseaux et ganglions lymphatiques. — Rate. — Larynx*, par MM. A. Gombault, A. Riche, J. Nageotte, G. Durante, R. Marie, F. Bezançon et Th. Legry. 1 fort vol. gr. in-8, avec 388 gravures en noir et en couleurs.................................. 35 fr.

Tome IV, terminant l'ouvrage, paraîtra en décembre 1911.

CORNIL et BABES, professeur à la Faculté de médecine de Bucarest. **Les bactéries** et leur rôle dans l'histologie pathologique des maladies infectieuses. 2 vol. gr. in-8, contenant la description des méthodes de bactériologie. 3e édit., 1890, avec 385 figures en noir et en coul. dans le texte, et 10 pl. hors texte.................................. 40 fr.

CYON (E. de). **Les nerfs du cœur.** *Anatomie et physiologie.* 1 vol. gr. in-8, avec 42 gravures, 1905.. 6 fr.

DEBIERRE (Ch.), professeur à la Faculté de médecine de Lille. **Traité élémentaire d'anatomie de l'homme** (anatomie descriptive et dissection, avec notions d'organogénie et d'embryologie générale). (*Ouvrage couronné par l'Académie des sciences*).

Tome I. Manuel de l'amphithéâtre : *Système locomoteur, système vasculaire, nerfs périphériques.* — Tome II. *Système nerveux central, organes des sens, splanchnologie, système vasculaire, système nerveux périphérique.* 2 vol. gr. in-8, avec 965 grav. en noir et en couleurs dans le texte, 1890-91.. 40 fr.

On ne vend séparément que le Tome Premier seul.................................. 20 fr.

— **Atlas d'ostéologie**, comprenant les articulations des os et les insertions musculaires. 1 vol. in-4, avec 253 grav. en noir et en couleurs, cart., 1895.................. 12 fr.

— **Leçons sur le péritoine.** 1900. 1 vol. in-8, avec 58 figures...................... 4 fr.

— **Le cerveau et la moelle épinière.** 1 vol. in-8. avec gravures et planches, 1907.. 15 fr.

FAU. **Anatomie des formes du corps humain**, à l'usage des peintres et des sculpteurs. 1 atlas in-folio de 25 planches. — Figures noires 15 fr. — Figures coloriées............ 30 fr.

FÉRÉ (Ch.), médecin de Bicêtre. **Travail et plaisir.** *Études expérim. de psycho-mécanique.* 1904. Gr. in-8, av. 200 fig.. 12 fr.

GELLÉ (E.-M.), membre de la Société de biologie. **L'audition et ses organes.** 1 vol. in-8, avec grav., cart. à l'angl. 1899.. 6 fr.

GRASSET (J.). prof. de clinique médicale à l'Université de Montpellier. **Introduction physiologique à l'étude de la philosophie** (*Conférence sur la physiologie du système nerveux de l'homme*). Préface de M. Benoist, recteur de l'Académie de Montpellier, 2e édition, 1910. 1 vol. in-8, avec 47 fig.. 5 fr.

JAVAL (E.), de l'Académie de médecine. **Physiologie de la lecture et de l'écriture.** 2e édit., 1906. 1 vol. in-8, avec 96 grav., cart.. 6 fr.

LAGRANGE (F.), lauréat de l'Institut. **Physiologie des exercices du corps.** 1 vol. in-8, 10e édition. 1908, cart. à l'angl.. 6 fr.

LE DANTEC (F.), chargé du cours d'embryologie générale à la Sorbonne. **Traité de biologie.** 2e édit. 1906. Gr. in-8.. 15 fr.
— **Éléments de philosophie biologique.** 2e édit. in-16. 1908...................... 3 fr. 50
— **Le déterminisme biologique.** 3e édit., 1908, 1 vol. in-18....................... 2 fr. 50
— **La stabilité de vie.** 1 vol. in-8. 1911. cart.................................. 6 fr.

PREYER, professeur à l'Université d'Iéna. **Éléments de physiologie générale**, traduit de l'allemand par M. Jules Soury. 1 vol. in-8.. 5 fr.
— **Physiologie spéciale de l'embryon.** In-8, avec fig.............................. 7 fr. 50

RICHET (Ch.), professeur à la Faculté de médecine de Paris, membre de l'Académie de médecine. **La chaleur animale.** In-8, cart.................................... 6 fr.
— **Physiologie**, travaux du laboratoire du prof. Ch. Richet.

Tome I. *Système nerveux, Chaleur animale*.................................. (Épuisé.)

Tome II. *Chimie physiologique, Toxicologie*................................ (Épuisé.)

Tome III. *Chloralose, Sérothérapie*, etc. In-8, avec grav. 1894.................. 12 fr.

Tome IV. *Appareils glandulaires, nerfs et muscles, sérothérapie; chloroforme.* In-8, avec gravures. 1898.. 12 fr.

Tome V. *Muscles et nerfs, Épilepsie, Zomothérapie, Réflexes psychiques.* In-8, avec gravures. 1902.. 12 fr.

Tome VI. *Anaphylaxie, Alimentation, Toxicolo ie.* In-8. 1909.....

— **Dictionnaire de physiologie**, publié avec le concours de savants français et étrangers. Formera 10 à 12 volumes gr. in-8, se composant chacun de 3 fascicules; chaque volume, 25 fr.; chaque fascicule, 8 fr. 50. 9 volumes parus.

Tome I (*A-Bac*). — Tome II (*Bac-Cer*). — Tome III (*Cer-Cob*). — Tome IV (*Coc-Dig*). — Tome V (*Dig-Fac*). — Tome VI (*Fiam-Gal*). — Tome VII (*Gal-Gra*). — Tome VIII (*Gra-Hys*). — Tome IX (*Ibo-Ins*).

SNELLEN. **Échelle typographique** pour mesurer l'acuité de la vision, 17e éd., 1904.. 4 fr.

Journal de l'anatomie et de la physiologie normale et pathologique de l'homme et des animaux. Directeurs : MM. les Prof. RETTERER et TOURNEUX (v. p. 31.)

Physique. — Chimie.

BERTHELOT, de l'Institut. **La synthèse chimique.** 10e édit., 1 vol. in-8, cart....... 6 fr.

— **La Révolution chimique, Lavoisier.** 1 vol. in-8, 2e éd., cart..................... 6 fr.

BLASERNA, prof. à l'Univ. de Rome, et HELMHOLTZ, prof. à l'Univ. de Berlin. **Le son et la musique.** 5e éd. In-8, cart...................................... 6 fr.

CHASSEVANT (A.), professeur agrégé à la Faculté de médecine de Paris. **Précis de chimie physiologique.** 1905. 1 vol. gr. in-8 avec fig............................ 10 fr.

DUPARC (E.) et MONNIER (A.), **Traité de chimie analytique qualitative** suivi de tables systématiques pour l'analyse minérale, 2e édit. revue et augmentée, 1908. 1 vol. gr. in-8. 9 fr.

DUPARC (L.) et BASADONNA (M.). **Manuel théorique et pratique d'analyse volumétrique.** 1910. 1 vol. gr. in-8, avec gravures.............................. 8 fr

GOULLIART (A.), prof. de l'Institut électrotechnique de Lille. **Précis d'électricité industrielle.** 1911. 1 vol. in-18, avec 400 gravures........................ 3 fr. 50

GRIMAUX, de l'Institut. **Chimie organique élémentaire.** 8e édit., 1901. 1 vol. in-12, avec figures, cart... 5 fr. 50

— **Chimie inorganique élémentaire.** 8e édit., 1901. 1 vol. in.-12, avec figures, cart. 5 fr. 50

ISSAILOVITCH-DUSCIAN (Dr). Privat-docent à la Faculté de Médecine de Genève. **Répertoire pratique de chimie physiologique et pathologique.** 1907. 1 vol. in-16...... 2 fr.

MALMEJAC (F.), pharmacien de l'armée. **L'eau dans l'alimentation.** 1902. 1 vol. in-8, avec figures, cartonné à l'anglaise.................................. 6 fr.

NORMAN LOCKYER. **L'évolution inorganique expliquée par l'analyse spectrale.** 1 vol. in-8, avec figures. Cart. à l'anglaise.............................. 6 fr.

PISANI. **Traité pratique d'analyse chimique qualitative et quantitative**, suivi d'un *traité d'Analyse au chalumeau.* 5e éd., 1900. 1 vol. in-12........................ 3 fr. 50

PISANI et DIRVELL. **La chimie du laboratoire.** 1 v. in-12 avec fig. dans le texte, 2e édit. revue. 1893... 4 fr.

REY (A.), prof. à l'Université de Dijon. **La théorie de la physique chez les physiciens contemporains.** 1907. 1 vol. in-8................................ 7 fr. 50

SCHUTZENBERGER, de l'Institut. **Les fermentations.** 1 vol. in-8. 6e édit., 1895. Cart. 6 fr.

STALLO. **La matière et la physique moderne.** Préface de Ch. FRIEDEL, de l'Institut. In-8. 3e éd. Cart.. 6 fr.

WURTZ, de l'Institut. **La théorie atomique.** In-8. 9e édit. Cart.................. 6 fr.

Botanique. — Géologie.

BLARINGHEM (L.), chargé de cours à la Sorbonne. **Mutation et traumatismes.** *Étude sur l'évolution des formes végétales.* 1908. 1 vol. gr. in-8, avec planches........... 10 fr.

CANDOLLE (de), correspondant de l'Institut. **L'origine des plantes cultivées.** 1 vol. in-8. 3e édition. Cart... 6 fr.

COOKE et BERKELEY. **Les champignons**, avec 110 figures dans le texte. 1 vol. in-8. 4e édit. Cart.. 6 fr.

COSTANTIN (J.), professeur au Muséum d'histoire naturelle. **Les végétaux et les milieux cosmiques.** (Adaptation, évolution). 1 vol. in-8, avec 171 grav., cart. à l'angl. 1898. 6 fr.

— **La nature tropicale**, 1 vol. in-8, avec 166 gravures. Cart................... 6 fr.

— **Le transformisme appliqué à l'agriculture.** In-8. Cart..................... 6 fr.

DAUBRÉE, de l'Institut. **Les régions invisibles du globe et des espaces célestes.** In-8, avec 89 fig. 2e éd. Cart.. 6 fr.

DE LANESSAN, professeur agrégé à la Faculté de médecine de Paris. **Introduction à la botanique** (*le Sapin*). In-8. Cart.................................. 6 fr.

MEUNIER (Stanislas), professeur au Muséum d'histoire naturelle. **La géologie comparée.** 1 vol. in-8, avec grav. 1895. Cart. à l'angl............................ 6 fr.

— **La géologie expérimentale.** 1 vol. in-8, avec grav. 2e édit., 1904. Cart. à l'angl... 6 fr.

— **La géologie générale.** In-8, avec 36 grav. Cart. à l'angl..................... 6 fr.

VRIÈS (H. de). **Espèces et variétés.** *Leur naissance par mutation.* 1909. 1 vol. in-8. Cart.. 12 fr.

Histoire naturelle de l'homme et des animaux.

BELZUNG, professeur agrégé des sciences naturelles au Lycée Charlemagne, docteur ès sciences. **Anatomie et physiologie végétales.** 1900. 1 fort vol. in-8, avec 1 700 gravures ès science .... 20 fr.

BOHN (G.), directeur du laboratoire de biologie et psychologie comparée à l'école des Hautes-Études. **La nouvelle psychologie animale.** 1911. 1 vol. in-16 (*Cour. par l'Institut*) .... 2 fr. 50

GRASSET, professeur à la Faculté de médecine de Montpellier. **Les limites de la biologie.** 1 vol. in-16. Préface de Paul BOURGET, de l'Académie française. 6e édit., 1909.. 2 fr. 50

HERBERT SPENCER. **Principes de biologie.** 2 vol. in-8. 6e édit.......... 20 fr.

HUXLEY (Th.), de la Société royale de Londres. **L'écrevisse, introduction à l'étude de la zoologie.** 1 vol. in-8, avec 89 fig. 2e éd. Cart.......... 6 fr.

LALOY (L.). **Parasitisme et mutualisme dans la nature.** Préface du prof. A. GIARD, de l'Institut. 1 vol. in-8, avec 80 gravures, cart. à l'anglaise. 1906.......... 6 fr.

LE DANTEC (F.), chargé du cours de biologie générale à la Sorbonne. **La crise du transformisme.** 2e édition, 1910. 1 vol. in-16.......... 3 fr. 50

— **Traité de biologie.** 2e éd., 1906. 1 vol. gr. in-8, avec 101 grav. .... 15 fr.

LUBBOCK (Sir John). **Les sens et l'instinct chez les animaux, principalement chez les insectes.** 1 vol. in-8, avec grav. Cart.......... 6 fr.

PERRIER (Edm.), de l'Institut, directeur du Muséum. **La philosophie zoologique avant Darwin.** 1 vol. in-8. 3e édit. 1896. Cart.......... 6 fr.

QUATREFAGES (de), de l'Institut. **L'espèce humaine.** 1 vol. in-8. 15e édit., 1911. Cart. 6 fr.

— **Darwin et ses précurseurs français.** 2e édit., 1892. In-8, cart.......... 6 fr.

— **Les Émules de Darwin,** avec préface de MM. PERRIER et HAMY, de l'Institut. 1893. 2 vol. in-8. Cart.......... 12 fr.

ROCHÉ (G.), inspecteur général des Pêches maritimes. **La culture des mers en Europe.** 1898. 1 vol. in-8, avec 81 grav., cart. à l'angl.......... 6 fr.

SCHMIDT (O.), professeur à l'Université de Strasbourg. **Les mammifères dans leurs rapports avec leurs ancêtres géologiques.** 1887. 1 vol. in-8, avec 51 fig. Cart.......... 6 fr.

TAUSSAT (J.). **Le monisme et l'animisme.** Leur valeur comme hypothèses dans le transformisme. 1 vol. in-16.......... 2 fr. 50

VAN BENEDEN. **Les commensaux et les parasites dans le règne animal.** 1 vol. in-8, avec figures. 4e édit. Cart.......... 6 fr.

Anthropologie.

BRUNACHE. **Le centre de l'Afrique.** *Autour du Tchad.* In-8, avec grav. Cart.......... 6 fr.

CARTAILHAC. **La France préhistorique.** In-8. 2e édit., avec grav. Cart.......... 6 fr.

COLAJANNI (N.), **Latins et Anglo-Saxons.** *Races supérieures et races inférieures.* Trad. de l'italien par J. DUBOIS. 1 vol. in-8. Cart. à l'angl. 1906.......... 9 fr.

L'École d'anthropologie de Paris (1876-1906), avec portrait de Paul BROCA. 1 vol. gr in-8.......... 10 fr.

GROSSE. **Les débuts de l'art.** 1901. In-8, avec gravures.......... 6 fr.

MODESTOV (B.). **Introduction à l'histoire romaine.** *L'ethnologie préhistorique. Les influences civilisatrices à l'époque préromaine et les commencements de Rome.* Traduit du russe par Michel DELINES. Préface de M. Salomon REINACH, de l'Institut. 1 vol. in-4, avec 39 planches hors texte et 30 fig.......... 15 fr.

MORIN-JEAN, archéologue. **Archéologie de la Gaule et des pays circonvoisins.** 1 vol. in-8 avec 73 fig. et 26 pl. hors texte. 1908.......... 6 fr.

MORTILLET (G. de), professeur à l'École d'anthropologie. **La formation de la nation française.** 2e édit., 1900. 1 vol. in-8, avec 150 grav. et 18 cartes. Cartonné à l'angl. 6 fr.

PIÈTREMENT. **Les chevaux dans les temps historiques et préhistoriques.** In-8. 6 fr.

TOPINARD. **L'homme dans la nature.** In-8. Cart.......... 6 fr.

Revue anthropologique (Voir p. 31).

Anthropologie criminelle.

AUBRY (Dr P.). **La contagion du meurtre.** 3e édit., 1896. 1 vol. in-8.......... 5 fr.

DUPRAT (G.-L.), directeur du laboratoire de psychologie expérimentale d'Aix-en-Provence. **La criminalité dans l'adolescence.** *Causes et remèdes d'un mal social actuel.* 1 vol. in-8. Cartonné (*Couronné par l'Institut*).......... 6 fr.

FÉRÉ (Ch.). **Dégénérescence et criminalité.** 4e éd., 1907. 1 v. in-18, avec 21 graphiques. 2 fr. 50

FERRI (Enrico), prof. à l'Université de Rome. **La sociologie criminelle.** 1906. in-8. 10 fr.

— **Les criminels dans l'art et la littérature.** 3e édit., 1908. 1 vol. in-16.......... 2 fr. 50

FLEURY (Dr Maurice de). **L'Ame du criminel.** In-18. 2e édit., 1907.......... 2 fr. 50

GAROFALO, président à la Cour d'appel de Naples. **La criminologie.** 1 vol. in-8, 5e édit., 1905.......... 7 fr. 50

LASSERRE (E.). **Les délinquants passionnels.** 1908. 1 vol. in-18.......... 2 fr.

LOMBROSO, professeur à l'Université de Turin. **L'homme criminel** (criminel-né, fou-moral, épileptique). 2e édit., 1895. 2 vol. in-8, avec atlas.......... 36 fr.

— **Le crime.** *Causes et remèdes.* 2e édit., 1906. 1 vol. in-8.......... 10 fr.

— **L'homme de génie.** 4e édit., 1909. 1 vol. in-8, avec 15 planches hors texte.......... 10 fr.

— et FERRERO. **La femme criminelle et la prostituée.** In-8, avec 13 pl. hors texte.. 15 fr.

— et LASCHI. **Le crime politique et les révolutions.** 2 vol. in-8, avec pl. hors texte. 15 fr.

PROAL (Louis), conseiller à la Cour de Paris. **La criminalité politique.** 2e édition, augmentée d'une préface nouvelle. 1908. 1 vol. in-8 ... 5 fr.
— **Le crime et la peine.** 4e édit., 1911. 1 vol. in-8 ... 10 fr.
— **Le crime et le suicide passionnels.** 1900. 1 vol. in-8 ... 10 fr.
SIGHELE. **La foule criminelle.** 2e édit., 1910. 1 vol. in-8 ... 5 fr.
TARDE (G.), de l'Institut. **La criminalité comparée.** 7e édit., 1910. 1 vol. in-18 ... 2 fr. 50
TARNOWSKY (Dr Pauline). **Les femmes homicides.** 1 fort vol. gr. in-8, avec 40 pl. hors texte et 8 tableaux anthropométriques. 1908 ... 15 fr.

Hypnotisme et magnétisme. — Sciences occultes.

BINET. **La psychologie du raisonnement,** étude expérimentale par l'hypnotisme. 4e édit., 1907. 1 vol. in-18 ... 2 fr. 50
— et FÉRÉ. **Le magnétisme animal.** 5e éd., 1908. In-8 ... 6 fr.
BOIRAC (E.), recteur de l'Académie de Dijon. **La psychologie inconnue.** Introduction et contribution à l'étude expérimentale des sciences psychiques. 1908. 1 vol. in-8 ... 5 fr.
DU POTET. **Traité complet de magnétisme.** 5e éd. 1 vol. in-8 ... 8 fr.
— **Manuel de l'étudiant magnétiseur.** 8e édit. In-18 ... 3 fr. 50
— **Le magnétisme opposé à la médecine.** In-8 ... 6 fr.
DURAND DE GROS. **Le Merveilleux scientifique.** Mesmérisme, Braidisme, Fario-Grimisme 1894. 1 vol. grand in-8 ... 6 fr.
— **Les mystères de la suggestion.** 1 br. in-8. 1896 ... 1 fr.
ELIPHAS LEVI. **Histoire de la magie,** avec une exposition de ses procédés, de ses rites et de ses mystères. In-8, avec 90 fig. 2e éd ... 12 fr.
— **La clef des grands mystères,** suivant Hénoch, Abraham, Hermès Trismégiste et Salomon. Nouvelle édition, avec gravures. 1 vol. in-8 ... 12 fr.
— **Dogme et rituel de la haute magie.** 5e édit., 1910. 2 vol. in-8, avec 24 fig ... 18 fr.
— **La science des esprits,** révélation du dogme secret des cabalistes, esprit occulte des Évangiles, appréciations des doctrines et des phénomènes spirites. Nouvelle édition, 1909. 1 vol. in-8 ... 7 fr.
ENCAUSSE (Papus). **L'occultisme et le spiritualisme.** 3e édit., 1911. 1 vol. in-16. 2 fr. 50
GELEY (G.). **L'être subconscient.** 1 vol. in-12. 3e éd., 1911 ... 2 fr. 50
HESNARD (Dr). **Les troubles de la personnalité dans les états d'asthénie psychique.** Préface de M. le Prof. Régis. 1909. 1 vol. gr. in-8 ... 6 fr.
JANET (Pierre). **L'automatisme psychologique.** 1 vol. in-8. 6e édit. 1910 ... 7 fr. 50
JASTROW (J.). **La subconscience.** Préface de M. le Dr P. Janet. 1908. 1 vol. in-8. 7 fr. 50
LAFONTAINE. **L'art de magnétiser,** ou le magnétisme vital au point de vue théorique, pratique et thérapeutique. 7e édit. in-8 ... 5 fr.
— **Mémoires d'un magnétiseur.** 2 vol. in-18 ... 7 fr.
MAXWELL (J.), docteur en médecine, substitut au tribunal de la Seine. **Les phénomènes psychiques.** Recherches, observations, méthodes. Préface du professeur Ch. Richet. 4e édit., revue 1909. 1 vol. in-8 ... 5 fr.
MESMER. **Mémoires et aphorismes,** suivis des procédés de d'Eslon. Nouv. édit., avec des notes par J.-J.-A. Ricard. In-18 ... 2 fr. 50
MYERS. **La personnalité humaine.** *Sa survivance.* 3e édit. 1910. 1 vol. in-8 ... 7 fr. 50
NIZET (A.). **L'Hypnotisme,** étude critique. 1 vol. in-12, 2e éd ... 2 fr. 50
WUNDT. **Hypnotisme et suggestion.** 4e éd. 1909. 1 vol. in-18 ... 2 fr. 50

Histoire des sciences.

BOUCHUT, prof. agrégé à la Fac. de méd. de Paris. **Histoire de la médecine et des doctrines médicales.** 2 vol. in-8 ... 16 fr.
FIGARD (L.), docteur ès lettres. **Un médecin philosophe au XVIe siècle.** *Jean Fernel.* 1903. 1 vol. in-8 ... 7 fr. 50
MAINDRON (E.). **L'Académie des sciences.** *Histoire de l'Académie ; fondation de l'Institut national; Bonaparte, membre de l'Institut.* 1 fort vol. grand in-8, avec 53 gravures dans le texte, portraits, plans, etc., 8 planches hors texte et 2 autographes ... 12 fr.
NICAISE, de l'Académie de médecine. **La grande Chirurgie de Guy de Chauliac,** chirurgien, maître en médecine de l'Université de Montpellier, composée en l'an 1363, *revue et collationnée sur les manuscrits et imprimés latins et français,* avec gravures, notes, une introd. sur le moyen âge, sur la vie et les œuvres de Guy de Chauliac, un glossaire et une table alphab. 1 fort vol. grand in-8. 1891 ... 28 fr.
— **Traité de chirurgie de Henri de Mondeville,** d'après les manuscrits du XIVe siècle. 1 vol. grand in-8, avec introd. et notes. 1892 ... 28 fr.
— **Chirurgie de Pierre Franco de Turriers en Provence,** composée en 1561, avec une introd. historique, une biographie et l'histoire du collège de chirurgie. 1 vol. gr. in-8, avec gravures. 1894 ... 20 fr.
PILASTRE. **Malgaigne.** *Sa vie et ses idées.* 1 vol. in-8 ... 5 fr.
TANNERY (P.). **Pour la science hellène,** de Thalès à Empédocle. 1 vol. in-8 ... 7 fr. 50

BIBLIOTHÈQUE SCIENTIFIQUE INTERNATIONALE

(L'astérisque indique les ouvrages adoptés par le ministère de l'Instruction publique).

VOLUMES IN-8, CARTONNÉS A L'ANGLAISE; OUVRAGES A 6, 9 ET 12 FRANCS.

Derniers volumes parus (1910-1911) :

PEARSON. La Grammaire de la Science (*Physique*). 1 vol. in-8. Trad. de l'anglais, par Lucien March.......... 12 fr.
CYON (E. de). L'oreille. *Organe d'orientation dans le temps et dans l'espace.* 1 vol. in-8 avec 45 grav. dans le texte, 3 planches hors texte et 1 portrait de Flourens....... 6 fr.
ANDRADE (J.), professeur à la Faculté des sciences de Besançon. Le Mouvement. *Mesures de l'étendue et mesures du temps.* 1 vol. in-8, avec 46 fig. dans le texte.. 6 fr.
CUÉNOT (L.), professeur à la Faculté des sciences de Nancy. * La Genèse des espèces animales. 1 vol. in-8 avec 123 grav. dans le texte.......... 12 fr.
ROUBINOVITCH (Dr J.), médecin en chef de l'hospice de Bicêtre. * Aliénés et anormaux. 1 vol. in-8 avec 63 gravures.......... 6 fr.
LE DANTEC (F.), chargé de cours à la Sorbonne. La Stabilité de la vie. *Étude énergétique de l'évolution des espèces.* 1 vol. in-8.......... 6 fr.

PRÉCÉDEMMENT PUBLIÉS :

ANGOT (A.), directeur du Bureau météorologique. * Les Aurores polaires. 1 vol. in-8, avec figures.......... 6 fr.
ARLOING, prof. à l'Ecole de médecine de Lyon. * Les Virus. 1 vol. in-8.......... 6 fr.
BAGEHOT. * Lois scientifiques du développement des nations. 1 vol. in-8. 7e éd... 6 fr.
BAIN. * L'Esprit et le Corps. 1 vol. in-8. 6e édition.......... 6 fr.
— * La Science de l'éducation. 1 vol. in-8. 11e édition.......... 6 fr.
BALFOUR STEWART. * La Conservation de l'énergie, avec fig. 1 vol. in-8. 6e édit.. 6 fr.
BERNSTEIN. * Les Sens. 1 vol. in-8, avec 91 figures. 5e édition.......... 6 fr.
BERTHELOT, de l'Institut. * La Synthèse chimique. 1 vol. in-8. 8e édition.......... 6 fr.
— * La Révolution chimique, Lavoisier. 1 vol. in-8. 2e éd.......... 6 fr.
BINET. * Les Altérations de la personnalité. 1 vol. in-8. 2e édition.......... 6 fr.
BINET et FÉRÉ. * Le Magnétisme animal. 1 vol. in-8. 5e édition.......... 6 fr.
BLASERNA et HELMHOLTZ. * Le Son et la Musique. 1 vol. in-8. 5e édition.......... 6 fr.
BOURDEAU (L.). Histoire de l'habillement et de la parure. 1 vol. in-8.......... 6 fr.
BRUNACHE (P.). * Le Centre de l'Afrique. Autour du Tchad. 1 vol. in-8, avec figures.......... 6 fr.
CANDOLLE (de). * L'Origine des plantes cultivées. 1 vol. in-8. 4e édition.......... 6 fr.
CARTAILHAC (E.). La France préhistorique, d'après les sépultures et les monuments. 1 vol. in-8, avec 162 figures. 2e édition.......... 6 fr.
CHARLTON BASTIAN. * Le Cerveau, organe de la pensée chez l'homme et chez les animaux. 2 vol. in-8, avec figures. 2e édition.......... 12 fr.
— L'Évolution de la vie. 1 vol. in-8, avec fig. et pl.......... 6 fr.
COLAJANNI (N.). * Latins et Anglo-Saxons. 1 vol. in-8.......... 9 fr.
CONSTANTIN (le Capitaine). Le rôle sociologique de la guerre et le sentiment national. Suivi de la traduction de *La guerre, moyen de sélection collective*, par le Dr Steinmetz. 1 vol in-8.......... 6 fr.
COOKE et BERKELEY. * Les Champignons. 1 vol. in-8, avec figures. 4e édition... 6 fr.
COSTANTIN (J.), prof. au Muséum. * Les Végétaux et les Milieux cosmiques (adaptation, évolution). 1 vol. in-8, avec 171 gravures.......... 6 fr.
— * La Nature tropicale. 1 vol. in-8, avec gravures.......... 6 fr.
— * Le Transformisme appliqué à l'agriculture. 1 vol. in-8, avec 105 gravures.. 6 fr.
DAUBRÉE, de l'Institut. Les Régions invisibles du globe et des espaces célestes. 1 vol. in-8, avec 85 fig. dans le texte. 2e édition.......... 6 fr.
DEMENY (G.). * Les bases scientifiques de l'éducation physique. 1 vol. in-8, avec 198 gravures. 5e édition.......... 6 fr.
— Mécanisme et éducation des mouvements. 1 vol. in-8, avec 565 gravures. 2e édit. 9 fr.
DEMOOR, MASSART et VANDERVELDE. * L'évolution régressive en biologie et en sociologie. 1 vol. in-8, avec gravures.......... 6 fr.
DRAPER. Les Conflits de la science et de la religion. 1 vol. in-8. 12e édition.......... 6 fr.

GELLÉ (E.-M.). * **L'audition et ses organes.** 1 vol. in-8, avec gravures.......... 6 fr.
GRASSET (J.), prof. à la Faculté de médecine de Montpellier. — **Les Maladies de l'orientation et de l'équilibre.** 1 vol. in-8, avec gravures.......... 6 fr.
GROSSE (E.). * **Les débuts de l'art.** 1 vol. in-8, avec gravures.......... 6 fr.
GUIGNET et GARNIER. * **La Céramique ancienne et moderne.** 1 vol. in-8, avec gravures.......... 6 fr.
HERBERT SPENCER. * **Les Bases de la morale évolutionniste.** 1 vol. in-8. 6e édit... 6 fr.
— * **La Science sociale.** 1 vol. in-8. 14e édition.......... 6 fr.
HUXLEY. * **L'Écrevisse, introduction à l'étude de la Zoologie.** 1 vol. in-8, avec figures. 2e édition.......... 6 fr.
JACCARD, professeur à l'Académie de Neuchâtel (Suisse). * **Le pétrole, le bitume et l'asphalte** au point de vue géologique. 1 vol. in-8, avec figures.......... 6 fr.
JAVAL (E.), de l'Académie de médecine. * **Physiologie de la lecture et de l'écriture.** 1 vol. in-8, avec 96 gravures. 2e édition.......... 6 fr.
LAGRANGE (F.). * **Physiologie des exercices du corps.** 1 vol. in-8. 10e édition... 6 fr.
LALOY (L.). * **Parasitisme et mutualisme dans la nature.** Préface du Prof. A. GIARD, de l'Institut. 1 vol. in-8, avec 82 gravures.......... 6 fr.
LANESSAN (DE). * **Introduction à l'Étude de la botanique** (*le Sapin*). 1 vol. in-8. 2e édition, avec 143 figures.......... 6 fr.
— * **Principes de colonisation.** 1 vol. in-8.......... 6 fr.
LE DANTEC, chargé de cours à la Sorbonne. * **Théorie nouvelle de la vie.** 4e édit. 1 vol. in-8, avec figures.......... 6 fr.
— **L'évolution individuelle et l'hérédité.** 1 vol. in-8.......... 6 fr.
— **Les lois naturelles.** 1 vol. in-8, avec gravures.......... 6 fr.
LOEB, professeur à l'Université Berkeley. * **La dynamique des phénomènes de la vie.** Traduit de l'allemand par MM. DAUDIN et SCHAEFFER, agrégés de l'Université, préface de M. le prof. A. GIARD, de l'Institut. 1 vol. in-8 avec fig.......... 9 fr.
LUBBOCK (SIR JOHN). * **Les Sens et l'instinct chez les animaux**, principalement chez les insectes. 1 vol. in-8, avec 150 figures.......... 6 fr.
MALMEJAC (F.). **L'eau dans l'alimentation.** 1 vol. in-8, avec fig.......... 6 fr.
MAUDSLEY. * **Le Crime et la Folie.** 1 vol. in-8. 7e édition.......... 6 fr.
MEUNIER (Stan.), professeur au Muséum. — * **La Géologie comparée.** 1 vol. in-8, avec gravures. 2e édition.......... 6 fr.
— * **La Géologie générale.** 1 vol. in-8, avec gravures. 2e édit.......... 6 fr.
— * **La Géologie expérimentale.** 1 vol. in-8, avec gravures. 2e édit.......... 6 fr.
MEYER (de). * **Les Organes de la parole et leur emploi pour la formation des sons du langage.** 1 vol. in-8, avec 51 gravures.......... 6 fr.
MORTILLET (G. de). * **Formation de la Nation française.** 2e édit. 1 vol. in-8, avec 150 gravures et 18 cartes.......... 6 fr.
MOSSO (A.), professeur à l'Univ. de Turin. * **Les exercices physiques et le développement intellectuel.** 1 vol. in-8.......... 6 fr.
NIEWENGLOWSKI (H.). * **La photographie et la photochimie.** 1 vol. in-8, avec gravures et une planche hors texte.......... 6 fr.
NORMAN LOCKYER. * **L'Évolution inorganique.** 1 vol. in-8 avec gravures.......... 6 fr.
PERRIER (Edm.), de l'Institut. **La Philosophie zoologique avant Darwin.** 1 vol. in-8. 3e édition.......... 6 fr.
PETTIGREW. * **La Locomotion chez les animaux**, marche, natation et vol. 1 vol. in-8, avec figures. 2e édition.......... 6 fr.
QUATREFAGES (DE), de l'Institut. * **L'Espèce humaine.** 1 vol. in-8. 15e édit.......... 6 fr.
— * **Darwin et ses précurseurs français.** 1 vol. in-8. 2e édit. refondue.......... 6 fr.
— * **Les Émules de Darwin.** 2 vol. in-8, avec préfaces de MM. Ed. PERRIER et HAMY. 12 fr.
RICHET (Ch.), professeur à la Faculté de médecine de Paris. **La Chaleur animale.** 1 vol. in-8, avec figures.......... 6 fr.
ROCHÉ (G.). * **La Culture des Mers** (piscifacture, pisciculture, ostréiculture). 1 vol. in-8, avec 81 gravures.......... 6 fr.
SCHMIDT (O.). * **Les Mammifères dans leurs rapports avec leurs ancêtres géologiques.** 1 vol. in-8, avec 51 figures.......... 6 fr.
SCHUTZENBERGER, de l'Institut. * **Les Fermentations.** 1 vol. in-8. 6e édition.... 6 fr.
SECCHI (le Père). * **Les Étoiles.** 2 vol. in-8, avec fig. et pl. 3e édition.......... 12 fr.
STALLO. * **La Matière et la Physique moderne.** 1 vol. in-8. 3e édition.......... 6 fr.
STARCKE. * **La Famille primitive.** 1 vol. in-8.......... 6 fr.
THURSTON (R.). * **Histoire de la machine à vapeur**, 2 vol. in-8, avec 140 figures et 16 planches hors texte. 3e édition.......... 12 fr.
TOPINARD. **L'Homme dans la Nature.** 1 vol. in-8, avec figures.......... 6 fr.
VAN BENEDEN. * **Les Commensaux et les Parasites dans le règne animal.** 1 vol. in-8, avec figures. 4e édition.......... 6 fr.
VRIES (Hugo de). **Espèces et Variétés**, trad. de l'allemand par L. BLARINGHEM, chargé d'un cours à la Sorbonne, avec préface. 1 vol. in-8.......... 12 fr.
WHITNEY. * **La Vie du Langage.** 1 vol. in-8. 4e édition.......... 6 fr.
WURTZ de l'Institut. * **La Théorie atomi s.** 1 vol. in-8 10e édition.......... 6 fr.

LISTE PAR ORDRE DE MATIÈRES

DES VOLUMES

DE LA BIBLIOTHÈQUE SCIENTIFIQUE INTERNATIONALE

Volumes in-8, cartonnés à l'anglaise à 6, 9 et 12 francs.

SCIENCES SOCIALES

* **Introd. à la science sociale**, par HERBERT SPENCER. 1 vol. in-8. 14e éd. .... 6 fr.
* **Les Bases de la morale évolutionniste**, par HERBERT SPENCER. 1 vol. in-8. 6e édit.. 6 fr.

Les Conflits de la science et de la religion, par DRAPER, professeur à l'Université de New-York. 1 vol. in-8. 12e édit. .... 6 fr.

* **Le Crime et la Folie**, par H. MAUDSLEY, professeur de médecine légale à l'Université de Londres. 1 vol. in-8. 7e édit. .... 6 fr.
* **La Science de l'éducation**, par ALEX. BAIN, professeur à l'Université d'Aberdeen (Écosse). 1 vol. in-8. 11e édit. .... 6 fr.
* **Lois scientifiques du développement des nations**, par W. BAGEHOT. 1 vol. in-8. 7e édit. 6 fr.
* **Histoire de l'habillement et de la parure**, par L. BOURDEAU. 1 vol. in-8. .... 6 fr.
* **La Vie du langage**, par D. WHITNEY, professeur de philologie comparée à Yale-College de Boston (États-Unis). 1 vol. in-8. 3e édit. .... 6 fr.
* **La Famille primitive**, par J. STARCKE, prof. à l'Univ. de Copenhague. 1 vol. in-8.... 6 fr.
* **Principes de colonisation**, par J.-L. DE LANESSAN, prof. agrégé à la Faculté de médecine de Paris, ancien gouverneur de l'Indo-Chine. 1 vol. in-8. .... 6 fr.

Le rôle sociologique de la guerre, par le capitaine CONSTANTIN, suivi de la traduction de *La Guerre, moyen de sélection collective*, par le prof. STEINMETZ. 1 vol. in-8...... 6 fr.

PHYSIOLOGIE

* **La Locomotion chez les animaux** (marche, natation et vol), par J.-B. PETTIGREW, professeur au College royal de chirurgie d'Édimbourg (Écosse). 1 vol. in-8, avec 140 figures dans le texte. 2e édit. .... 6 fr.

L'oreille. *Organe d'orientation dans le temps et dans l'espace*, par E. DE CYON. 1 vol. in-8, avec 45 fig. dans le texte, 3 pl. hors texte et 1 portrait de Flourens. .... 6 fr.

* **Les Sens**, par BERNSTEIN, professeur de physiologie à l'Université de Halle (Prusse). 1 vol. in-8, avec 91 figures dans le texte. 4e édit. .... 6 fr.
* **Les Organes de la parole**, par H. DE MEYER, professeur à l'Université de Zurich, traduit de l'allemand et précédé d'une introduction sur l'*Enseignement de la parole aux sourds-muets*, par O. CLAVEAU, inspecteur général des établissements de bienfaisance. 1 vol. in-8, avec 51 grav. .... 6 fr.
* **Physiologie des exercices du corps**, par le docteur F. LAGRANGE. 1 vol. in-8. 10e édit. (Ouvrage couronné par l'Institut). .... 6 fr.

La Chaleur animale, par CH. RICHET, professeur de physiologie à la Faculté de médecine de Paris. 1 vol. in-8, avec figures dans le texte. .... 6 fr.

* **Les Virus**, par M. ARLOING, professeur à la Faculté de médecine de Lyon, directeur de l'École vétérinaire. 1 vol. in-8, avec fig. .... 6 fr.
* **Théorie nouvelle de la vie**, par F. LE DANTEC, chargé du cours d'embryologie générale à la Sorbonne. 4e édit. Revue. 1 vol. in-8, avec figures. .... 6 fr.

L'évolution individuelle et l'hérédité, par *le même*. 1 vol. in-8. .... 6 fr.

L'évolution de la vie, par CHARLTON BASTIAN, professeur à University College de Londres, traduction et avant-propos par H. DE VARIGNY, docteur ès sciences naturelles, avec la collaboration de Mlle G. DE VARIGNY. 1 vol. in-8, avec 12 fig. dans le texte et 12 planches hors texte. .... 6 fr.

La stabilité de la vie. *Étude énergétique de l'évolution des espèces*, par F. LE DANTEC, chargé de Cours à la Sorbonne. 1 vol. in-8. .... 6 fr.

Aliénés et anormaux, par le Dr J. ROUBINOVITCH, médecin en chef de l'hospice de Bicêtre. 1 vol. in-8, avec gravures. .... 6 fr.

* **L'audition et ses organes**, par le Dr E.-M. GELLÉ, membre de la Société de biologie. 1 vol. in-8, avec grav. .... 6 fr.
* **Les bases scientifiques de l'éducation physique**, par G. DEMENŸ, chargé du cours d'éducation physique de la Ville de Paris. 1 vol. in-8, avec 196 grav. 4e édit. .... 6 fr.

Mécanisme et éducation des mouvements, par *le même*. 1 vol. in-8, avec 565 gravures, 3e édit. Revue et augmentée.......... 9 fr.

* **Les exercices physiques et le développement intellectuel**, par A. Mosso, professeur à l'Université de Turin. 1 vol. in-8.......... 6 fr.

* **Physiologie de la lecture et de l'écriture**, par le Dr E. Javal, membre de l'Académie de médecine. 1 vol. in-8, avec gravures. 2e édit.......... 6 fr.

PHILOSOPHIE SCIENTIFIQUE

* **Le Cerveau et la Pensée chez l'homme et les animaux**, par Charlton Bastian, prof. à l'Univ. de Londres. 2 vol. in-8, avec 184 fig. 2e édit.......... 12 fr.

Les Maladies de l'orientation et de l'équilibre, par J. Grasset, professeur à la Faculté de médecine de Montpellier. 1 vol. in-8, avec gravures.......... 6 fr.

* **Le Crime et la Folie**, par H. Maudsley, prof. à l'Univ. de Londres. In-8, 6e éd.......... 6 fr.

* **L'Esprit et le Corps**, considérés au point de vue de leurs relations, suivi d'études sur les *Erreurs généralement répandues au sujet de l'esprit*, par Alex. Bain, prof. à l'Université d'Aberdeen (Écosse). 1 vol. in-8. 6e éd.......... 6 fr.

* **Théorie scientifique de la sensibilité** : *le Plaisir et la Douleur*, par Léon Dumont. 1 vol. in-8. 3e édit.......... 6 fr.

* **La Matière et la Physique moderne**, par Stallo, précédé d'une préface par M. Ch. Friedel, de l'Institut. 1 vol. in-8. 2e édit.......... 6 fr.

Le Magnétisme animal, par Alf. Binet et Ch. Féré. 1 vol. in-8. 5e édit.......... 6 fr.

* **L'Évolution régressive en biologie et en sociologie**, par Demoor, Massart et Vandervelde, prof. des Univ. de Bruxelles. 1 vol. in-8, avec grav.......... 6 fr.

* **Les Altérations de la personnalité**, par Alf. Binet, directeur du laboratoire de psychologie à la Sorbonne. In-8, avec gravures.......... 6 fr.

Les lois naturelles, *réflexions d'un biologiste sur les sciences*, par F. Le Dantec, chargé de cours à la Sorbonne. 1 vol. in-8, avec gravures.......... 6 fr.

La dynamique des phénomènes de la vie, par le Pr Lœb. Traduit de l'allemand par MM. Daudin et Schæffer. 1 vol. in-8, avec gravures.......... 9 fr.

ANTHROPOLOGIE

* **L'Espèce humaine**, par A. de Quatrefages, de l'Institut. 1 vol. in-8. 15e édit.......... 6 fr.

* **Ch. Darwin et ses précurseurs français**, par *le même*. 1 vol. in-8. 2e édition.......... 6 fr.

* **Les Émules de Darwin**, par *le même*, avec une préface de M. Edm. Perrier, de l'Institut, et une notice sur la vie et les travaux de l'auteur par E.-T. Hamy, de l'Institut. 2 vol. in-8.......... 12 fr.

Latins et Anglo-Saxons. *Races supérieures et races inférieures*, par N. Colajani, prof. à l'Université de Naples. Trad. de l'italien par J. Dubois, agrégé de l'Université. 1 vol in-8.......... 9 fr.

La France préhistorique, par E. Cartailhac. In-8, avec 150 grav. 2e édit.......... 6 fr.

* **L'Homme dans la Nature**, par Topinard. 1 vol. in-8, avec 101 grav.......... 6 fr.

* **Le centre de l'Afrique. Autour du Tchad**, par P. Brunache, administrateur à Aïn-Fezza (Algérie). 1 vol. in-8, avec gravures.......... 6 fr.

* **Formation de la Nation française**, par G. de Mortillet, professeur à l'École d'anhtropologie. In-8, avec 150 grav. et 18 cartes. 2e édit.......... 6 fr.

ZOOLOGIE

La genèse des espèces animales, par L. Cuénot, professeur à la Faculté des sciences de Nancy. 1 vol. in-8, avec 123 fig. dans le texte.......... 12 fr.

* **Les Mammifères dans leurs rapports avec leurs ancêtres géologiques**, par O. Schmidt, professeur à l'Université de Strasbourg. 1 vol. in-8, avec 51 figures dans le texte... 6 fr.

* **Les Sens et l'instinct chez les animaux**, et principalement chez les insectes, par Sir John Lubbock. 1 vol. in-8, avec grav.......... 6 fr.

* **L'Écrevisse**, introduction à l'étude de la zoologie, par Th.-H. Huxley, membre de la Société royale de Londres. 1 vol. in-8, avec 82 grav.......... 6 fr.

* **Les Commensaux et les Parasites dans le règne animal**, par P.-J. Van Beneden, professeur à l'Université de Louvain (Belgique). 1 vol. in-8, avec 82 figures dans le texte. 3e édit.......... 6 fr.

* **La Philosophie zoologique avant Darwin**, par Edm. Perrier, de l'Institut, directeur du Muséum. 1 vol. in-8. 2e édit.......... 6 fr.

* **La Culture des mers en Europe** (Pisciculture, piscifacture, ostréiculture), par G. Roché, insp. gén. des pêches maritimes. In-8, avec 81 grav.......... 6 fr.

* **Parasitisme et mutualisme dans la nature**, par le Dr Laloy, bibliothécaire de l'Académie de médecine, préface de M. le professeur A. Giard, de l'Institut. 1 vol. in-8, avec 82 ravures.......... 6 fr.

BOTANIQUE

* **Les Champignons**, par COOKE et BERKELEY. 1 vol. in-8, avec 110 fig. 4e éd.......... 6 fr.
* **L'Origine des plantes cultivées**, par A. DE CANDOLLE. 1 vol. in-8. 4e édit............ 6 fr.
* **Introduction à l'étude de la botanique** (*le Sapin*), par J.-L. DE LANESSAN, professeur agrégé à la Faculté de médecine de Paris. 1 vol. in-8. 2e édit., avec figures dans le texte.......... 6 fr.
Espèces et Variétés. Leur naissance par mutation, par H. DE VRIÈS, traduit de l'anglais par L. BLARINGHEM, docteur ès sciences, chargé d'un cours de biologie agricole à la Sorbonne. 1 vol. in-8.......... 12 fr.
* **Les Végétaux et les milieux cosmiques** (adaptation, évolution), par J. COSTANTIN, professeur au Muséum. 1 vol. in-8, avec 171 figures.......... 6 fr.
* **La Nature tropicale**, par *le même*. 1 vol. in-8, avec fig.......... 6 fr.
* **Le transformisme appliqué à l'agriculture**, par *le même*. 1 vol. in-8, avec 105 grav. 6 fr.

GÉOLOGIE

* **Les Régions invisibles du globe et des espaces célestes**, par A. DAUBRÉE, de l'Institut. 1 vol. in-8, 2e édit., avec 89 gravures.......... 6 fr.
* **Le Pétrole, le Bitume et l'Asphalte**, par M. JACCARD, professeur à l'Académie de Neuchâtel (Suisse). 1 vol. in-8, avec figures.......... 6 fr.
* **La Géologie comparée**, par STANISLAS MEUNIER, professeur au Muséum. 1 vol. in-8, avec figures.......... 6 fr.
* **La Géologie expérimentale**, par *le même*. 1 vol. in-8, avec fig.......... 6 fr.
* **La Géologie générale**, par *le même*. 2e édit. In-8, avec grav.......... 6 fr.

CHIMIE

* **Les Fermentations**, par P. SCHUTZENBERGER, de l'Institut. In-8. 6e éd.......... 6 fr.
* **La Synthèse chimique**, par M. BERTHELOT, secrétaire perpétuel de l'Académie des sciences. 1 vol. in-8. 8e édit.......... 6 fr.
* **La Théorie atomique**, par AD. WURTZ, membre de l'Institut. 1 vol. in-8. 9e édit., précédée d'une introduction sur *la Vie et les Travaux* de l'auteur, par M. CH. FRIEDEL, de l'Institut.......... 6 fr.
* **La Révolution chimique** (*Lavoisier*), par M. BERTHELOT. 1 vol. in-8. 2e éd.......... 6 fr.
* **La Photographie et la Photochimie**, par H. NIEWENGLOWSKI. 1 vol. avec gravures et une planche hors texte.......... 6 fr
* **L'eau dans l'alimentation**, par F. MALMÉJAC, docteur en pharmacie, pharmacien-major de l'armée. 1 vol. in-8, avec grav.......... 6 fr.

ASTRONOMIE — MÉCANIQUE

* **Histoire de la Machine à vapeur, de la Locomotive et des Bateaux à vapeur**, par R. THURSTON, professeur à l'Institut technique de Hoboken (New-York). 2 vol. in-8, avec 160 fig. et 16 pl. hors texte. 3e édit.......... 12 fr.
* **Les Étoiles** par le P. A. SECCHI, directeur de l'observatoire du Collège romain. 2 vol. in-8, avec 68 figures et 16 planches. 2e édit.......... 12 fr.
* **Les Aurores polaires**, par A. ANGOT, directeur du Bureau central météorologique de France. 1 vol. in-8, avec figures.......... 6 fr.

PHYSIQUE

La Conservation de l'énergie, par BALFOUR STEWART, prof. de physique au collège Owens de Manchester (Angleterre). 1 vol. in-8, avec fig. 6e édit.......... 6 fr.
Le mouvement. *Mesures de l'étendue et mesures du temps*, par J. ANDRADE, professeur à la Faculté des sciences de Besançon. 1 vol. in-8, avec 46 figures.......... 6 fr.
* **La Matière et la Physique moderne**, par STALLO, précédé d'une préface par CH. FRIEDEL, membre de l'Institut. 1 vol. in-8. 3e édit.......... 6 fr.
* **L'Évolution inorganique étudiée par l'analyse spectrale**, par NORMAN LOCKYER, 1 vol. in-8, avec gravures.......... 6 fr.
La Grammaire de la science (*physique*), par M. PEARSON, traduit de l'anglais par LUCIEN MARCH. 1 vol. in-8, avec grav.......... 12 fr.

THÉORIE DES BEAUX-ARTS

* **Les Débuts de l'art**, par E. GROSSE, professeur à l'Université de Fribourg. Préface de MARILLIER. 1 vol. in-8, avec gravures.......... 6 fr.
* **Le Son et la Musique**, par P. BLASERNA, prof. à l'Univ. de Rome, suivi d'une étude sur le même sujet, par HELMHOLTZ. 1 vol. in-8, avec 41 fig. 5e éd.......... 6 fr.
* **La Céramique ancienne et moderne**, par MM. GUIGNET, directeur des teintures à la Manufacture des Gobelins, et GARNIER, directeur du Musée de la Manufacture de Sèvres. 1 vol. in-8, avec grav.......... 6 fr.
Histoire de l'habillement et de la parure, par L. BOURDEAU. 1 vol. in-8.......... 6 fr.

LIVRES SCIENTIFIQUES

(par ordre alphabétique de noms d'auteurs)

NON CLASSÉS DANS LES SÉRIES PRÉCÉDENTES

(MÉDECINE-SCIENCES)

Récemment parus (1910-1911) :

BOECKEL (J.), chirurgien de l'hôpital civil de Strasbourg et BOECKEL (A.). **Des fractures du rachis cervical sans symptômes médullaires.** 1911. 1 vol. in-8, avec 20 pl. hors texte 8 fr.

DEBRÉ (Dr R.). **Recherches épidémiologiques, cliniques et thérapeutiques sur la méningite cérébro-spinale.** 1911. 1 vol. gr. in-8........ 4 fr.

HERPIN (Dr A.). **Évolution de l'os maxillaire inférieur.** 1907. Broch. gr. in-8...... 5 fr.

HOCHREUTINER (B. P. G.), docteur ès sciences. **La philosophie d'un naturaliste.** *Essai de synthèse du monisme mécaniste.* 1911. 1 vol. in-8........ 7 fr. 50

JAËLL (Mme Marie). **Un nouvel état de conscience.** *La coloration des sensations tactiles.* 1910. 1 vol. in-8, avec 33 planches........ 4 fr.

LABBÉ (H.), docteur ès sciences. **Contribution à l'étude du métabolisme des composés ammoniacaux.** 1910. 1 vol. gr. in-8........ 4 fr.

— **Le métabolisme d'un chien partiellement dépancréaté.** 1911. 1 vol. gr. in-8...... 4 fr.

LAVOLLÉ (R.), docteur ès lettres. **Les fléaux nationaux.** *Dépopulation. Pornographie. Alcoolisme. Affaissement moral.* 1909. 1 v. in-16........ 3 fr. 50

NATHAN (Dr M.). **La cellule de Kuppfer** (cellule endothéliale de capilaires veineux du foie). *Ses réactions expérimentales et pathologiques.* 1908. 1 vol. gr. in-8, avec pl...... 5 fr.

ROSENTHAL (G.). **L'aérobisation des microbes anaérobies.** 1908. 1 vol. gr. in-8... 5 fr.

SÉE (Dr P.). **Les diastases oxydantes et réductrices des champignons.** 1910. Brochure gr. in-8........ 2 fr.

Précédemment publiés :

Agronomie coloniale. (*Première réunion internationale d'*). *Compte rendu des séances et résumé des travaux.* Paris. 1906. In-8........ 10 fr.

ALEZAIS. **Etudes anatomiques sur le cobaye.** 1903. 1 vol. gr. in-8, avec figures.... 8 fr.

ANTHEAUME (A.). **De la toxicité des alcools.** In-8. 1897........ 3 fr. 50

AXENFELD et HUCHARD. **Traité des névroses.** 2e édition. 1 fort vol. in-8. 1882.. 20 fr.

BALFOUR STEWART et TAIT. **L'Univers invisible.** 1 vol in-8........ 7 fr.

BARTELS. **Les maladies des reins,** 1 vol. in-8, avec fig........ 7 fr. 50

BEAUREGARD (H.). **Les insectes vésicants.** 1 vol gr. in-8, avec 34 pl. et 44 grav... 25 fr.

BELZUNG. **Recherches sur l'ergot de seigle.** In-8........ 1 fr. 50

BÉRAUD (B.-J.). **Atlas complet d'anatomie chirurgicale topographique,** 109 planches sur acier, avec texte. In-4. Prix : fig. noires, relié. 60 fr. — Fig. color. relié..... 120 fr.

BERNARD (Claude), de l'Institut. **Les propriétés des tissus vivants.** In-8........ 2 fr. 50

BERTRAND (C.-Eg.), professeur à la Faculté des sciences de Lille. **Remarques sur le Lepidodendron Hartcourtti de Wittham.** 1 vol. in-8 avec planches........ 10 fr.

BOECKEL (Jules). **Sur les kystes hydatiques du rein.** In-8........ 2 fr.

— **Des kystes du pancréas.** In-8. 1891........ 3 fr.

— **Considérations sur la résection du genou.** In-8. 1892........ 1 fr. 25

— **De l'ablation de l'estomac.** 1903. 1 vol. in-8, avec planches........ 3 fr. 50

BOREL (V.). **Nervosisme et neurasthénie.** 1894. 1 vol. in-8........ 3 fr.

BOUCHARDAT (A.). **De la glycosurie ou diabète sucré, son traitement hygiénique.** 2e édition. 1 vol. grand in-8........ 15 fr.

— **Traité d'hygiène publique et privée.** 3e édition. 1 fort vol. grand in-8........ 18 fr.

BOURDEAU (Louis). **Théorie des sciences.** 2 vol. in-8........ 20 fr.

— **La conquête du monde animal.** In-8........ 5 fr.

— **La conquête du monde végétal.** In-8........ 5 fr.

BOURDET (Eug.). **Des maladies du caractère.** In-8........ 5 fr.

— **Principes d'éducation positive.** In-18........ 3 fr. 50

CHAUVEL, de l'Académie de médecine. **Études ophtalmologiques.** 1 vol. in-8. 1896.. 5 fr.

CORNIL (V.). **Découvertes de Pasteur et leurs applications à l'anatomie et à l'histologie pathologique.** In-8........ 1 fr.

— **Des différentes espèces de néphrites.** In-8........ 3 fr. 50

— **Leçons d'anatomie pathologique.** 1884. 1 vol. in-8........ 4 fr.

COURMONT (Fr.). **Le cervelet et ses fonctions.** 1 vol. in-8........ 12 fr.

DALLEMAGNE (J.). **Dégénérés et déséquilibrés.** In-8........ 12 fr.

DAVID. **Les microbes de la bouche.** in-8, 113 grav., lettre-préface de M. PASTEUR. 10 fr.

DE BOVIS. **Le cancer du gros intestin,** *rectum excepté.* 1901. 1 vol. in-8........ 5 fr.

DEGA (Mlle G.). **Essai sur la cure préventive de l'hystérie féminine par l'éducation.** 1 vol. in-8. 1898........ 3 fr.

DÉJERINE (le Prof.). Sur l'atrophie musculaire des ataxiques. In-8............... 3 fr.
DÉJERINE-KLUMPKE (Mme). Des polynévrites et des paralysies et atrophies saturnines, étude clinique et anat.-path. In-8, avec grav.. 6 fr.
DESCHAMPS (d'Avallon). Compendium de pharmacie pratique. In-8.............. 20 fr.
DESPAUX (A.). Causes des énergies attractives. *Magnétisme, Électricité, Gravitation.* 1902. 1 vol. in-8.. 5 fr.
— Genèse de la matière et de l'énergie. *Formation et fin d'un monde.* 1900. 1 vol. in-8. 4 fr.
— Explication mécanique de la matière, de l'électricité et du magnétisme. 1905. 1 vol. in-8.. 4 fr.
— Explication mécanique des propriétés de la matière. *Cohésion, affinité, gravitation,* etc. 1908. 1 vol. in-8.. 6 fr.
DUCKWORTH. La goutte, hygiène et traitement. In-8............................ 10 fr.
DURAND-FARDEL. Traité des eaux minérales de la France et de l'étr. 3e éd. In-8. 10 fr.
DURAND DE GROS. L'Idée et le fait en biologie. In-8.......................... 1 fr. 50
— Physiologie philosophique. 1 vol. in-8.. 8 fr.
— Ontologie et psychologie physiologique. In-18.................................. 3 fr. 50
— De l'hérédité dans l'épilepsie.. 50 c.
— Les origines animales de l'homme. 1 vol. in-8.................................. 5 fr.
— Genèse naturelle des formes animales. In 8.. 1 fr. 25
DUVAL (Mathias), de l'Académie de médecine. Le placenta des rongeurs. 1 fort vol. in-4, avec 106 fig. et atlas de 22 pl. 1893.. 40 fr.
— Le placenta des carnassiers. 1 fort vol. in-4 avec 46 grav. et atlas de 13 pl. 1895. 25 fr.
— Embryologie des cheiroptères. *L'ovule, la gastrula, le blastoderme et l'origine des annexes chez le murin.* In-8, avec 29 fig. et 5 pl., 1899........................ 15 fr.
FERRIER. De la localisation des maladies cérébrales, suivi d'un mémoire de MM. Charcot et Pitres sur *les Localisations motrices dans les hémisphères de l'écorce du cerveau.* In-8 67 fig.. 2 fr.
FIAUX (Louis). La prostitution cloîtrée. 1902. 1 vol. in-18.......................... 3 fr.
— Le délit pénal de la contamination intersexuelle. 1907. 1 vol. in-12............ 2 fr. 50
— La police des mœurs devant la commission extra-parlementaire du régime des mœurs. — Tome I et II. *Introduction. Rapports. Débats. Abolition de la police des mœurs. Le régime de la loi. Documents inédits.* 1907. 2 forts vol. gr. in-8. 30 fr. — Tome III. *Avertissement. Rapport général. Abolition de la police des mœurs. Le régime de la loi. Loi du 11 avril 1908 concernant la protection des mineurs.* 2e éd. 1910. 1 fort vol. gr. in-8. 8 fr.
— Enseignement populaire de la moralité sexuelle. 1908. Broch. in-18.............. 1 fr.
— Un nouveau régime des mœurs. Abolition de la police des mœurs. Le régime de la loi. 1908, 1 vol. in-16.. 3 fr. 50
— La prostitution réglementée et les pouvoirs publics dans les principaux États des Deux-Mondes. I. *Belgique, Russie, France et Suisse.* 1902. 1 vol. in-8.............. 5 fr. II. *Amérique du Nord et du Sud, Japon, Chine, Balkans, Turquie et Egypte.* 1909. 1 vol. in-8.. 5 fr.
— L'intégrité intersexuelle des peuples et les gouvernements. 1910. 1 vol. gr. in-8. 10 fr.
FOREL (A.) et MAHAIN. Crime et anomalies mentales constitutionnelles. In-8.... 5 fr.
FRAISSE. Principes du diagnostic gynécologique. 1901 1 vol. in-12, avec gravures. 5 fr.
GALIPPE (V.). Hérédité des anomalies des maxillaires et des dents. 1902. In-8.. 1 fr. 50
GAYME () Essai sur la maladie de Basedow. Gr. in-8.................................. 6 fr.
GIRARD (H.). Le chlorure d'éthyle en anesthésie générale. In-8...................... 1 fr. 50
GLATZ (P.). Dyspepsie nerveuse et neurasthénie. In-12................................ 4 fr.
GUILLEMIN, professeur de physique à l'Ecole de médecine d'Alger. Génération de la voix et du timbre. Préf. de J. Violle, de l'Institut, 2e éd. avec 122 grav. 1 vol. in-8. 10 fr.
— Les premiers éléments de l'acoustique musicale. 1904. 1 vol. in-8, avec 53 gravures. 10 fr.
HALLEZ (Paul). Morphologie générale et affinités des tubellariées. 1 vol. in-8... 2 fr.
HERZEN. Causeries physiologiques. 1899. 1 vol. in-12................................ 3 fr. 50
HUCHARD (H.). Pathogénie de la mort subite dans la fièvre typhoïde 1 br. in-8. 1 fr. 25
HUXLEY. La physiographie, introduction à l'étude de la nature, traduit et adapté par M. G. Lamy. 1 vol. in-8, avec figures.. 8 fr.
JACQUES. L'intubation du larynx. In-8.. 2 fr. 50
JAMAIN et F. TERRIER. Manuel de pathologie et de clinique chirurgicales. 3e édition. 4 vol. in-8.. 32 fr.
JANOT. Rapports morbides de l'œil et de l'utérus, œil utérin. 1892. 1 br. in-8. 2 fr. 50
KOENIG (C.-J.). Étude expérimentale des canaux semi-circulaires. 1 vol. in-8. 1897. 3 fr. 50
KOVALEVSKY. L'ivrognerie, causes, traitement. In-8.................................. 1 fr. 50
LABORDE (J.-V.), de l'Académie de médecine. Les tractions rythmées de la langue (traitement physiologique de la mort). 2e éd., 1897. 1 vol. in-12. avec gravures........ 5 fr.
LANCEREAUX. Traité historique et pratique de la syphilis. 2e éd. in-8.............. 17 fr.
LANGLOIS (P.), professeur agrégé à la Faculté de médecine de Paris. Les capsules surrénales. 1 vol. in-8. 1897.. 4 fr.
LAYET (A.), prof à la Faculté de médecine de Bordeaux. La santé des Européens entre les tropiques. I. *Le climat. Le sol. Les agents vivants d'agression morbide.* 1906. In-8. 7 fr.

LEFEBVRE. **Des déformations ostéo-articulaires**, consécutives à des maladies de l'appareil pleuro-pulmonaire. In-8. 1891 .... 4 fr. 50

LE FORT (Léon), professeur à la Faculté de médecine de Paris. **Œuvres complètes**, publiées par le Dr LEJARS (*1895-1896*). Tome I : *Hygiène hospitalière, démographie, hygiène publique*. 1 vol. in-8. 20 fr.; — Tome II : *Chirurgie militaire, enseignement*. 1 vol. in-8. 20 fr.; — Tome III : *Chirurgie*. 1 vol. in-8 .... 20 fr.

LEMAITRE (J.), professeur au Collège de Genève. **Audition colorée et phénomènes connexes observés chez des écoliers**. In-12. 1900 .... 4 fr.

LÉPINE. **Le ferment glycolitique et la pathogénie du diabète**. In-8. 1891 .... 1 fr.

LÉVY (Dr J.). **L'hémato-thérapie de la maladie de Basedow**. 1908. Broch. gr. in-8. 2 fr. 50

LIEBREICH (R.). **Atlas d'ophtalmoscopie**. In-4, avec 12 pl. et texte. 3e éd. .... 40 fr.

MAC CORMAC. **Manuel de chirurgie antiseptique**. In-8 .... 2 fr.

MANNHEIMER (M.). **Le gâtisme au cours des états psychopatiques**. 1 vol. in-8. 1897. 3 fr. 50

MARVAUD (A.), médecin inspecteur de l'armée. **Les maladies du soldat**, étude étiologique, épidémiologique, clinique et prophylactique. in-8. 1894 (*Cour. par l'Acad. des sciences*). 20 fr.

MAYER (A.). **Essai sur la soif**. 1900. 1 vol. in-8 .... 3 fr.

MICHOTTE (A.). **Les signes régionaux** (répartition de la sensibilité tactile). 1 vol. in-8, avec planches. 1905 .... 5 fr.

MORIN (Ch.). **Structure anat. et nature des individualités du syst. nerveux, causes réflexes physio-psychiques**. In-8 .... 4 fr. 50

MOURAO-PITTA. **Madère, station médicale fixe**. In-8, cart .... 2 fr.

MURCHISON. **De la fièvre thyphoïde**. 1 vol. in-8 .... 3 fr.

NÉLATON (de l'Institut). **Éléments de pathologie chirurgicale**. *Seconde édition complètement remaniée* par MM. les docteurs JAMAIN, PÉAN, DESPRÉS, GILETTE et HORTELOUP, chirurgiens des hôpitaux. Ouvrages complet en 6 vol. gr. in-8. avec 795 fig. dans le texte. 32 fr.

NICAISE. **Des lésions de l'intestin dans les hernies**. In-8 .... 3 fr.

NOÉ (Joseph). **Recherche sur la vie oscillantes**. 1903. 1 vol. in-8, avec figures .... 7 fr.

PAGET (Sir James). **Leçons de clinique chirurgicale**. Gr. in-8 .... 8 fr.

PANSIER. **Les manifestations oculaires de l'hystérie**. 1892. 1 vol. in-8, 3 pl. hors texte 4 fr.

PARISOT (P.). **Études d'hygiène sur Nancy** et le département de Meurthe-et-Moselle. 1893. In-8, avec 2 pl .... 1 fr. 50

PETIT (L.-H.). **Des tumeurs gazeuses du cou**. 1 vol. in-8 .... 3 fr.

PETIT (R.). **De la tuberculose des ganglions du cou**. In-8 .... 4 fr.

PHILIPPSON (J.). **L'autonomie et la centralisation du système nerveux des animaux**. 1 vol. in-8, avec planches. 1905 .... 5 fr.

PHILIPS. (DURAND DE GROS). **Influence réciproque de la pensée, de la sensation et des mouvements végétatifs**. In-8 .... 1 fr.

POUCHET (G.). **Charles Robin, sa vie et son œuvre**. In-8 .... 3 fr. 50

REBLAUD (Th.). **Des cystites non tuberculeuses chez la femme**. 1 vol. in-8 .... 4 fr.

REISS (R. A.), docteur ès sciences, prof. à l'Univ. de Lausanne. **Manuel de police scientifique**. (*Technique*). Tome I. *Vols et homicides*, préface de L. LÉPINE, préfet de police de Paris. 1911. 1 vol. gr. in-8, avec 149 fig .... 15 fr.

RETTERER (Ed.). **Développement du squelette des extrémités et des product. cornées chez les mammifères**. In-8, avec 4 pl .... 4 fr.

REYMOND (A.). **Logique et mathématiques**. 1908. 1 vol. in-8 .... 5 fr.

RICHET (Ch.). **Structure des circonvolutions cérébr**. In-8 .... 5 fr.

RIETSCH. **Reproduction des cryptogames**. In-8 avec fig .... 5 fr.

RILLIET et BARTHEZ. **Traité clinique et pratique des maladies des enfants**. 3e édition, par BARTHEZ et SANNÉ. — TOME Ier. *Maladies du système nerveux, de l'appareil respiratoire*. 1 fort vol. gr. in-8. 16 fr.; — TOME II. *Maladies de l'appareil circulatoire, de l'appareil digestif et de ses annexes, de l'appareil génito-urinaire, de l'appareil de l'ouïe. maladies de la peau*. 1 fort vol. gr. in-8. 14 fr.; — TOME III, terminant l'ouvrage, *Maladies spécifiques, maladies générales constitutionnelles*. 1 fort vol. gr. in-8. 25 fr.

ROISEL. **Les Atlantes**. Etudes antéhistoriques. 1 vol. in-8 .... 7 fr.

SABOURIN (Ch.). **Anatomie normale et pathologique de la glande biliaire de l'homme**. 1 vol. in-8, avec 233 fig .... 8 fr.

TERRIER (F.). **De l'œsophagtomie externe**. 1 vol. in-8 .... 3 fr. 50

— **Des anévrismes cirsoïdes**. 1 vol. in-8 .... 3 fr.

— **Éléments de pathologie chirurgicale générale**. 1er fasc. : *Lésions traum. et leur complications*. 1 vol. in-8. 7 fr. — 2e fasc. : *Complications des lésions traum. Lésions inflamm*. In-8 .... 6 fr.

TOURNEUX (F.). **Atlas d'embryologie des organes génitaux urinaires**. 1 vol. in-4. 40 fr.

VALENTINO (V.). **Notes sur l'Inde**. *Serpents, Hygiène, Médecine, Aperçus économiques sur l'Inde française*. (Couronné par l'Université de Bordeaux). 1906. 1 vol. in-16 .... 4 fr.

VARIGNY (H. de). **L'excitabilité électrique des circonv. cérébr. et la période d'excitation latente du cerveau**. In-8 .... 2 fr.

VIRCHOW. **Pathologie des tumeurs**. 4 vol. grand in-8, avec 106 fig .... 12 fr. 75

VOISIN (Jules), médecin de la Salpêtrière. **L'idiotie**, *psychologie et éducation de l'idiot*. 1893. 1 vol. in-12 .... 4 fr.

— **L'Épilepsie**. 1 vol. gr. in-8. 1897 (*Cour. par l'Acad. de méd.*) .... 6 fr.

YVERT. **Traité pratique et clinique des blessures du globe de l'œil**. In-8 .... 12 fr.

— **Applications médico-chirurgicales de l'adrénaline**. In-12 .... 3 fr.

ENSEIGNEMENT SECONDAIRE

SCIENCES MATHÉMATIQUES

Ouvrages conformes aux programmes de 1905

I. — DEUXIÈME CYCLE C ET D, MATHÉMATIQUES A ET B, ET PRÉPARATION AUX ÉCOLES

OUVRAGES DE M. E. COMBETTE

Inspecteur général de l'Instruction publique.

SECONDE ET PREMIÈRE C ET D. — **Précis d'Algèbre.** In-8, 2e édit., avec 264 exerc. et probl .... 3 fr.

MATHÉM. A ET B. — **Cours abrégé d'arithmétique.** 1 vol. in-8, 10e éd. avec 270 problèmes et exercices........ 2 fr. 80

MATHÉM. A ET B. — **Cours abrégé d'algèbre élémentaire.** In-8, 10e édit., avec 313 probl. et exerc........ 3 fr. 50

MATHÉM. A ET B. — **Cours abrégé de géométrie élémentaire.** 1 vol. in-8, 3e édit., avec 417 fig., probl. et exerc........ 4 fr. 50

MATHÉM. A et B ET PRÉPARATION AUX ÉCOLES DU GOUVERNEMENT. — **Leçons de mécanique**, en collabor. avec M. JOSEPH GIROD, 2e édit., avec 225 fig. et 73 exerc. et probl... 3 fr. 50

MATHÉM. A et B et MATHÉM. SPÉCIALES ET PRÉPARATION AUX ÉCOLES DU GOUVERNEMENT. — **Cours de trigonométrie**, avec compléments pour les candidats aux écoles du gouvernement. 4e édition........ 4 fr.

— **Cours d'arithmétique.** In-8. 13e édit., avec fig. et 304 exerc. et probl........ 6 fr.

— **Cours d'algèbre élémentaire.** 1 vol. in-8. 9e édit., avec 99 figures et 498 exercices........ 8 fr.

— **Cours de géométrie élémentaire.** In-8. 9e édit., avec 662 fig. et 711 exerc........ 10 fr.

— **Compléments du cours d'algèbre et notions de géométrie analytique.** In-8........ 4 fr.

OUVRAGES DE M. JOSEPH GIROD

Ancien élève de l'École Normale supérieure. Professeur au Lycée Charlemagne.

SECONDE C ET D ET MATHÉMATIQUES A ET B. — **Précis de géométrie plane.** 4e édit. 1 vol. in-8 avec 272 fig. et 239 probl. et exercices. 2 fr. 50

PREMIÈRE C ET D ET MATH. — **Précis de géométrie de l'espace.** 1 vol. in-8, 3e édit. avec 165 fig. et 124 probl. et exercices.... 2 fr. 50

MATHÉM. A ET B, ET PRÉPARATION AUX ÉCOLES DU GOUVERNEMENT. — **Précis de géométrie**, *compléments, les trois coniques.* 1 vol. in-8, 2e édit., avec 219 figures et 178 problèmes et exercices........ 2 fr. 50

MÊMES CLASSES. — **Précis de géométrie**, *les trois fascicules réunis.* 1 vol. in-8, avec 656 fig. et 541 probl. et exercices. 7 fr. 50

PREMIÈRE C ET D ET MATH. — **Précis de trigonométrie.** 4e éd. 1 vol. in-8 avec 54 fig. et 394 problèmes et exercices proposés. 2 fr. 40

PREMIÈRE C ET D. — **Précis de géométrie descriptive et de géométrie cotée.** 1 vol. in-8 avec 157 fig. dans le texte et 200 exerc. et probl. proposés........ 2 fr. 50

MATHÉM. A ET B. — **Précis de géométrie descriptive et de géométrie cotée.** 1 vol. in-8 avec 152 fig. dans le texte et 191 ex. et probl. proposés et 3 pl. hors texte. . 3 fr. 50

MATHÉM. A ET B. (EN COLLAB. AVEC M. E. COMBETTE). — **Leçons de mécanique.** 2e édition avec 225 fig. et 73 exerc. et probl. 3 fr. 50

MATHÉM. — **Cours de géométrie descriptive**, par J. CARON, prof. au lycée Saint-Louis :
1° *Ligne droite et plan*....... (*Épuisé*).
2° *Cônes, cylindres et sphères.* 1 vol. in-8, avec atlas de 18 pl. 3e éd........ 6 fr.
3° *Géométrie cotée.* 1 vol. in-8 avec 208 fig. dans le texte........ 6 fr.

MATHÉM. — **Cours de cosmographie**, par P. PORCHON. 1 vol. in-8, avec 174 fig. et 4 planches hors texte. 5e édition..... 5 fr.

MATHÉM. — ST-CYR. — **Précis de cosmographie** par P. PORCHON. 1 vol. in-8, avec 63 fig. dans le texte, et 3 planches hors texte........ 2 fr.

MATHÉM. — **Cours de trigonométrie**, par A. REBIÈRE. 1 vol. in-8, nouv. éd. 3 fr. 50

II. — CLASSES DE MATHÉMATIQUES SPÉCIALES

(ÉCOLES POLYTECHNIQUE, NORMALE ET CENTRALE)

E. COMBETTE et JOSEPH GIROD. — **Cours de mécanique**, conforme à l'arrêté du 26 juillet 1904. 1 vol. in-8 avec 179 figures dans le texte et 334 exercices et problèmes proposés. 6 fr.

E. COMBETTE. — **Cours de Trigonométrie.** 4e édition. 1 vol. in-8........ 4 fr.

MICHEL, prof. de mathém. spéciales au lycée Saint-Louis. — **Cours d'algèbre.** (*Sous presse.*)

III. — PREMIER ET DEUXIÈME CYCLES, DIVISIONS A ET B, PHILOSOPHIE A ET B

COURS DE MATHÉMATIQUES

Conforme aux programmes du 31 mai 1902 et du 27 juillet 1905

P. PORCHON

Ancien élève de l'École normale supérieure, Professeur honoraire au lycée de Versailles.

SIXIÈME A ET B ET CINQUIÈME A. — **Notions élémentaires d'arithmétique et de calcul.** 14e édit. In-12, avec fig. dans le texte, ques-

SIXIÈME A ET B ET CINQUIÈME A. — **Cours élémentaire d'arithmétique pratique.** 12e éd. In-12, avec figures, problèmes et exercices,

PROGRAMMES DE 1905.

CINQUIÈME B, QUATRIÈME A ET B, TROISIÈME A. — **Nouveaux éléments d'arithmétique.** 22e édit. In-12, avec exerc., cart. 2 fr.

QUATRIÈME ET TROISIÈME A. — **Nouveaux éléments de géométrie plane.** 14e édit. In-12, avec exerc., cart. . . . . 2 fr. 50

Nouveaux éléments de géométrie de l'espace. 13e édit. In-12, avec exercices, cart. 1 fr. 25

Nouveaux éléments de géométrie (les deux cours précédents réunis). In-12, cart. 3 fr. 50

TROISIÈME A ET B. — **Nouveaux éléments d'algèbre.** 15e éd. In-12, avec exerc., cart. 2 fr. 50

PHILOSOPHIE A ET B. — **Nouveaux éléments de cosmographie.** 10e édition. In-12, avec fig. et pl., cartonné. . . . . 2 fr.

PHILOSOPHIE A ET B. — **Leçons de mathématiques.** 2e édit. In-12 avec fig., cart. 3 fr. 50

E. COMBETTE, Inspecteur général de l'Instruction publique.

LEÇONS DE GÉOMÉTRIE

Pour les Classes de 5e, 4e et 3e B, de 5e et de 4e A des Lycées et Collèges.

CINQUIÈME B ET QUATRIÈME A.—4e éd. In-12 av. 165 fig. et 84 exerc. et probl., cart. à l'angl.. 1 fr. 60
QUATRIÈME B ET TROISIÈME A.—3e éd. In-12 av. 116 fig. et 119 exerc. et probl., cart. à l'angl.. 1 fr. 60
TROISIÈME B. — 3e édit. In-12 avec 201 fig. et 112 exerc. et probl., cart. à l'angl. . . . . . 2 fr. 50
Les trois précédents cours réunis en un volume, avec 482 figures et 315 exercices et problèmes, cart. à l'angl. . . . . 5 fr. 40

IV. — SCIENCES PHYSIQUES

ÉMILE BOUANT

Ancien élève de l'École normale supérieure, professeur honoraire au lycée Charlemagne.

ÉLÉMENTS DE CHIMIE (*Vol. in-12, cart., couv. grise*)

QUATRIÈME B et PHILOSOPHIE A et B. — *Premier fascicule* : **Notions générales, Métalloïdes.** Avec fig., 4e édit. . . . . 1 fr. 60

TROISIÈME B et PHILOSOPHIE A et B. — *Deuxième fascicule* : **Métaux, Chimie organique.** Avec fig., 3e édit. . . . . 1 fr. 60

Les deux fascicules précédents réunis. . . . . 3 fr.

COURS DE CHIMIE (*Vol. in-12, cart., couv. bleue*)

SECONDE C et D. — *Premier fascicule* : Notions générales, Métalloïdes, Sels, avec fig., 2e édit . . . . 2 fr. 80

PREMIÈRE C et D. — *Deuxième fascicule* : **Métaux, Chimie organique**, avec fig., 2e édit. . . . . 2 fr.

MATHÉMATIQUES A et B. — *Troisième fascicule* : Compléments, avec fig. 3 fr.

Les trois fascicules précédents réunis et formant le Cours complet de Chimie, avec figures. . . . . 7 fr.

ÉLÉMENTS DE PHYSIQUE (*Vol. in-12, cart., couv. grise*)

QUATRIÈME B. — *Premier fascicule* : **Pesanteur, Chaleur.** 5e éd., avec 116 fig. 2 fr.

TROISIÈME B. — *Deuxième fascicule* : **Acoustique, Optique, Électricité,** avec 148 fig. et une planche coloriée hors texte, 4e édit. . . . . 2 fr.

PHILOSOPHIE A et B. — 1 vol. in-12 avec 366 fig. et une planche coloriée hors texte. . . . . 6 fr.

COURS DE PHYSIQUE (*Vol. in-12, cart., couv. bleue*)

SECONDE C et D. — *Premier fascicule* : **Pesanteur, Chaleur,** avec 218 figures, 2e édit. . . . . 3 fr. 75

PREMIÈRE C et D. — *Deuxième fascicule* : **Optique, Électricité et Applications,** avec 234 figures et une planche coloriée hors texte, 2e édit. . . . 3 fr. 75

MATHÉMATIQUES A et B. — *Troisième fascicule* : **Acoustique, Compléments,** avec 137 fig. et une planche coloriée hors texte, 2e édit. . . . . . . 3 fr. 75

Les trois fascicules précédents réunis et formant le Cours complet de Physique, avec 589 fig. dans le texte et une planche coloriée hors texte . . . 10 fr.

PHILOSOPHIE A et B et MATHÉMATIQUES A et B. — **Chimie inorganique élémentaire,** par **E. Grimaux**, de l'Institut. In-12, cart., 8e édit. . . . . 5 fr. 50

MÊMES CLASSES. — **Chimie organique élémentaire,** par LE MÊME. In-12, cart., 8e édition. . . . . 5 fr. 50

MÊMES CLASSES. — **Cours élémentaire de physique,** par **H. Dufet**, prof. au lycée Saint-Louis. In-8, avec 618 fig. dans le texte. . . . . 8 fr.

La chimie du laboratoire, par **F. Pisani** et **Ch. Dirvell.** In-18 2e édition. 4 f.

ENSEIGNEMENT SECONDAIRE DES JEUNES FILLES

ÉMILE BOUANT

(3e, 4e et 5e ANNÉES). — Leçons de chimie. 1 vol. in-12, avec 113 figures dans le texte, cartonné à l'anglaise. . . . . 2 fr. 80

(3e ANNÉE). — Leçons de physique (*Pesanteur et Chaleur*). 1 vol. in-12 avec 128 figures dans le texte, cart. à l'angl. 2e édit. . . . . 2 fr.

(4e et 5e ANNÉES). — Leçons de physique (*Acoustique. Optique. Électricité, Magnétisme*), par LE MÊME. 1 vol. in-12, avec 235 fig. dans le texte et 1 planche coloriée hors texte, cart. à l'angl. . . . . 2 fr. 80

Les deux précédents volumes, réunis en un seul cart. à l'angl. . . . . 4 fr. 50

SCIENCES NATURELLES

ER. BELZUNG

Docteur ès sciences, agrégé des sciences naturelles, professeur au lycée Charlemagne.

ZOOLOGIE

SIXIÈME A et B. — Cours élémentaire de zoologie, 13e édit. In-12, avec 391 grav., cart. à l'angl. . . . . 2 fr.

TROISIÈME B. — Leçons de zoologie. In-12, avec 332 gravures, cart. 2 fr. 50

PHILOSOPHIE A et B et MATHÉMATIQUES A et B. — Anatomie et physiologie animales, suivies de la *Classification*. 11e édit. In-8, avec 630 grav.; broché. 6 fr.

BOTANIQUE

CINQUIÈME A et B. — Cours élémentaire de botanique, 4e éd. In-12, avec 378 gravures, cart. à l'angl. . . . . 2 fr.

PHILOSOPHIE A et B et MATHÉMATIQUES A et B. — Précis d'Anatomie et de Physiologie végétales. In-8, avec 742 grav. dans le texte; broché . . . . 6 fr.

ENSEIGNEMENT SUPÉRIEUR DES SCIENCES NATURELLES, CERTIFICAT D'ÉTUDES PHYSIQUES, CHIMIQUES ET NATURELLES, ECOLES NATIONALES D'AGRICULTURE. — Anatomie et physiologie végétales. 1 fort vol. in-8, avec 1700 grav. broché . . . . . 20 fr.

GÉOLOGIE

CINQUIÈME B et QUATRIÈME A. — Notions de géologie. 5e éd. In-12, avec 151 gravures et 1 carte en couleurs, cart. à l'angl. . . . . 2 fr.

SECONDE A, B, C, D. — Cours élémentaire de géologie. 5e éd. In-12, avec 279 gravures et 1 carte en couleurs, cart. à l'angl. . . . . 2 fr. 50

PALÉONTOLOGIE

PHILOSOPHIE A et B et MATHÉMATIQUES A et B. — Notions de paléontologie animale. In-8, avec 205 gravures, broché. . . . . 1 fr.

HYGIÈNE

PHILOSOPHIE A et B et MATHÉMATIQUES A et B. — Cours élémentaire d'hygiène In-8, avec 114 gravures, broché. . . . . 2 fr.

ENSEIGNEMENT SECONDAIRE DES JEUNES FILLES

1re ANNÉE. — Notions de zoologie, par **Mlle de Montille**, agrégée de l'Enseignement secondaire des jeunes filles. 8e éd. In-12, avec 333 grav. dans le texte, cart. à l'angl. . . . . 2 fr. 50

1re et 2e ANNÉES. — Notions de botanique, par LA MÊME. 6e édit. In-12, avec 345 gravures dans le texte, cart. à l'angl. . . . . 2 fr. 50

2e ANNÉE. — Notions de géologie, par LA MÊME. 1 vol. in-12, avec 280 grav. dans le texte et une carte coloriée hors texte, cart. à l'angl. . . . . 3 fr.

Hygiène et science domestique. *Conforme aux programmes du 14 juin 1907.*
— *3e et 4e années*, par **Mlle M. Dreyfus**, ancienne élève de l'Ecole normale de Sèvres, agrégée de l'Enseignement secondaire des jeunes filles. 4e édit. In-12, avec 76 grav., cart. à l'angl. . . . . 2 fr. 50
— *5e année*, par **M. Deléarde**, professeur agrégé à la Faculté de médecine de Lille . . . . 2 fr.

ENSEIGNEMENT PRIMAIRE SUPÉRIEUR

MATHÉMATIQUES

rs d'Algèbre, par MM. **P. Rollet**, directeur de l'École Diderot à Paris, et . **Foubert**, prof. à l'École primaire supérieure de Lille. 1 vol. in-12, avec exercices et problèmes, cart. à l'angl. 9e éd. complètement refondue . . . . . 3 fr.
urs d'Arithmétique, par LES MÊMES. 1 vol. in-12, avec 632 exercices et problèmes, art. à l'angl., 8e édition complètement refondue . . . . 3 fr.
urs de Géométrie, par MM. **Ch. Colin**, professeur à l'Ecole Lavoisier, et **J. Girod**, rofesseur au Lycée Charlemagne. 3 vol. in-12, cart. toile.
MIÈRE ANNÉE, 1 fr. 80 ; DEUXIÈME ANNÉE, 2 fr. 50 ; TROISIÈME ANNÉE, 2 fr. 50
trois années en un vol. cart. toile . . . . 6 fr. 40

SCIENCES PHYSIQUES ET NATURELLES

rs de Physique et Chimie, par le Dr ALAMELLE, professeur à l'École primaire upérieure de Nancy. 3 vol. in-12, cart. toile. (*Programmes des E. P. S. de Garçons*).
1re ANNÉE. 2 fr. 20 ; 2e ANNÉE, 2 fr. 20 ; 3e ANNÉE, 2 fr. 20
urs de Physique (*3 années réunies*). 1 vol. in-18, cart. à l'angl. . . . 3 fr. »
urs de Chimie (*3 années réunies*). 1 vol. in-18. cart. à l'angl. . . . . . 3 fr. »

DU MÊME AUTEUR :

urs de Physique et Chimie (*Programmes des E. P. S. de Jeunes Filles*). 3 vol. in-12, cart. toile
1re ANNÉE, 2 fr. 20 ; 2e ANNÉE, 2 fr. 20 ; 3e ANNÉE, 2 fr. 20
urs de Physique (*3 années réunies*). 1 vol. in-18, cart. à l'angl . . . . . 3 fr. »
urs de Chimie (*3 années réunies*). 1 vol. in-18, cart. à l'angl. . . . . . 3 fr. »

urs d'Electricité industrielle (*pour les deuxième et troisième années et section péciale des Ecoles primaires supérieures*), par GOULLIART, prof. à l'École pre supre de Lille. 1 vol. in-18 avec 400 figures dans le texte, cart. à l'angl.. . . 3 fr. 50

urs d'Agriculture, *Agriculture théorique pratique; chimie et comptabilité agricoles (deuxième et troisième années des Écoles primaires supérieures)*, par A. PETIT, Ingénieur agronome, professeur à l'Ecole d'Horticulture de Versailles, chef du laboratoire de recherches horticoles. 1 vol. in-18, avec 256 grav. cart. à l'angl. 3 fr. »

HYGIÈNE ET SCIENCE DOMESTIQUE

(*Écoles normales et écoles primaires supérieures*).

Hygiène individuelle et économie domestique, par Mlle M. DREYFUS. 1 vol. in-12 avec 76 fig. dans le texte, 4e édit. entièrement refondue, cart. à l'angl. 2 fr. 50
Hygiène individuelle (*Compléments*) et **Hygiène sociale**, par le Dr DELÉARDE et Mlle M. DREYFUS, 1 vol. in-12, avec 77 figures dans le texte, cart. à l'angl. . 2 fr.

AGRICULTURE

inéralogie agricole, par F. HOUDAILLE, docteur ès sciences, prof. à l'École d'agriculture de Montpellier. 1 vol. in-12, avec 109 grav. dans le texte . . . . 3 fr. 50
es Orages à Grêle et le Tir des Canons, par le MÊME. 1 vol. in-12, avec 63 gravures dans le texte. . . . . 3 fr. 50
aité de Sylviculture, par P. MOUILLEFERT, prof. de sylviculture à l'Ecole de Grignon.
I. — *Principales essences forestières*, précédées de *Notions de statistique forestière*. 1 fort vol. in-12 de 546 pages, avec 730 grav. dans le texte . . . 7 fr.
II. — *Exploitation et aménagement des bois*. 1 volume in-12 de 746 pages, avec 10 planches et 97 gravures dans le texte . . . . 6 fr.
anuel de Sylviculture et Améliorations pastorales *à l'usage des Instituteurs*, par F. CARDOT, inspecteur des eaux et forêts à Bar-sur-Aube, et C. DUMAS, inspecteur primaire à Alger. 1 volume in-12 de XII-180 pages, avec 52 gravures et planches hors texte. . . . . 2 fr.

NOTIONS DE TECHNOLOGIE

par le Dr F. GENEVOIS
Pharmacien de 1re classe, ancien interne des Hôpitaux de Paris,
Professeur à l'Association philotechnique.

I. — **Les matières premières et leur emploi dans les divers usages de la vie.** 1 vol. in-32 de 192 pages. . . . . 0 fr. 60
— i ı *les vé étales et minérales*. 1 vol.

PUBLICATIONS PÉRIODIQUES

Les abonnements partent du 1er Janvier

Revue de Médecine

Directeurs : MM. les Professeurs Ch. BOUCHARD, de l'Institut; A. CHAUFFARD; A. CHAUVEAU, de l'Institut; L. LANDOUZY; R. LÉPINE, correspondant de l'Institut; A. PITRES; G.-H. ROGER et L. VAILLARD.
Rédacteurs en chef : MM. LANDOUZY et R. LÉPINE.
Secrétaire de la rédaction : Dr JEAN LÉPINE.

Revue de Chirurgie

Directeurs : MM. les Professeurs E. QUÉNU, A. PONCET, P. DELBET, P. DUVAL, F. LEJARS, F. GROSS, E. FORGUE, A. DEMONS, E. CESTAN.
Rédacteur en chef : M. E. QUÉNU.
Secrétaire de la rédaction : Dr DELORE.

31e année, 1911

La *Revue de Médecine* et la *Revue de Chirurgie*, qui constituent la 2e série de la *Revue mensuelle de Médecine et de Chirurgie*, paraissent tous les mois; chaque livraison de la *Revue de Médecine* contient de 5 à 8 feuilles grand in-8, avec gravures; chaque livraison de la *Revue de Chirurgie* contient de 8 à 12 feuilles grand in-8, avec gravures.

PRIX D'ABONNEMENT :

Pour la Revue de Médecine		Pour la Revue de Chirurgie	
Un an, du 1er Janvier, Paris. . . .	**20** fr.	Un an, Paris.	**30** fr.
Un an, départements et étranger. .	**23** fr.	Un an, départements et étranger. .	**33** fr.
La livraison : **2** francs.		La livraison : **3** francs.	

Les **deux Revues** réunies : un an, Paris, **45** francs; départements et étranger, **50** francs.

Les quatre années de la *Revue Mensuelle de Médecine et de Chirurgie* (1877, 1878, 1879 et 1880) se vendent chacune séparément **20** francs; la livraison, **2** francs.

Les années écoulées de la *Revue de Médecine* se vendent **20** francs chacune; les dix-huit premières années de la *Revue de Chirurgie* se vendent le même prix et, à partir de l'année 1899, **30** francs chacune.

Journal de l'Anatomie et de la Physiologie normales et pathologiques

DE L'HOMME ET DES ANIMAUX

Fondé par CH. ROBIN, continué par Georges POUCHET et par MATHIAS DUVAL.
Rédacteurs en chef : MM. les professeurs RETTERER et TOURNEUX.
Avec le concours de MM. BRANCA, G. LOISEL et A. SOULIÉ.

47e année, 1911

Ce journal paraît tous les deux mois et forme à la fin de l'année un beau volume grand in-8, de 700 pages environ, avec de nombreuses gravures dans le texte et des planches lithographiées en noir et en couleurs hors texte.

Un an : pour Paris, **30** francs; pour les départements et l'étranger, **33** francs. — La livraison, **6** francs.

La première année, 1864, est épuisée; les suivantes, 1865 à 1869, 1870-71, 1872 à 1877, sont en vente au prix de **20** francs l'année, et de **3** fr. **50** la livraison. Les années ultérieures, depuis 1878, coûtent **30** francs chacune, la livraison, **6** francs.

Bulletin de l'Association française pour l'Étude du Cancer. — Publication mensuelle faite sous la direction de MM. les docteurs Pierre DELBET, professeur à la Faculté de médecine, chirurgien des hôpitaux de Paris, et R. LEDOUX-LEBARD. **4e année 1911**. — Abonnement : Un an; France, **15** fr. — Étranger, **18** fr.

Revue du Cancer. — Publiée sous les auspices de l'Association française pour l'étude du Cancer, par le Dr R. LEDOUX-LEBARD, avec la collaboration de MM. J. CLUNET, A. HERRENSCHMIDT, F. LE DANTEC, G. PETIT, J. THOMAS. — Paraît 4 fois par an. Abonnement : Un an, France, **15** fr. —

Revue du Mois. — Directeur Emile BOREL, Sous-Directeur de l'École normale supérieure, professeur à la Sorbonne. Secrétaire de la rédaction : A. BIANCONI, agrégé de l'Université. (**6e année, 1911**). Paraît le 10 de chaque mois par livraisons de 128 pages grand in-8° (25 × 16). Chaque année forme deux volumes de 750 à 800 pages chacun. — La Revue du Mois suit avec attention dans toutes les parties du savoir le mouvement des idées. Rédigée par des spécialistes éminents, elle a pour effet de tenir sérieusement les esprits cultivés au courant de tous les progrès. Dans des articles de fond aussi nombreux que variés, elle dégage les résultats les plus généraux et les plus intéressants de chaque ordre de recherches, ceux qu'on ne peut ni ne doit ignorer. Dans des notes plus courtes, elle fait place aux discussions, elle signale et critique les articles de Revues, les livres qui méritent intérêt. — Abonnement : Un an, Paris, **20** francs; Départements, **22** francs ; Union postale, **25** francs. Six mois, Paris, **10** francs; Départements, **11** francs; Union postale, **12** fr. **50**. Le numéro, **2** fr. **25**.

Revue anthropologique. — Recueil mensuel publié par les professeurs de l'École d'anthropologie de Paris (**21e année, 1911**). Cette *Revue* paraît le 15 de chaque mois. Chaque livraison forme un cahier de deux feuilles in-8 raisin de 32 pages, avec nombreuses gravures dans le texte. — Abonnement : Un an (du 15 janvier), pour tous pays, **10** francs; la livraison, **1** franc.

Journal de Psychologie normale et pathologique. — Dirigé par les docteurs Pierre JANET, professeur de psychologie au Collège de France et G. DUMAS, professeur adjoint à la Sorbonne. Paraît tous les deux mois, par fascicules de 100 pages environ. (**8e année, 1911**). — Abonnement : Un an, du 1er janvier, **14** francs; la livraison, **2** fr. **60**.

Recueil d'Ophtalmologie. — Dirigé par M. le Dr Jean GALEZOWSKI. **Mensuel. 37e année, 1911**. — Abonnement : Un an, du 1er Janvier, France et Étranger, **20** francs.

Revue de Thérapeutique médico-chirurgicale. — Publiée sous la direction de MM. les professeurs BOUCHARD, GUYON, LANNELONGUE, LANDOUZY et FOURNIER. — Rédacteur en chef : M. le docteur Raoul BLONDEL. **78e année, 1911**. Paraît les 1er et 15 de chaque mois. — Abonnement : Un an, du 1er Janvier, France, **12** francs; Étranger, **13** francs.

Revue Médicale de l'Est. — Paraissant le 1er et le 15 de chaque mois (**38e année, 1911**). — Rédacteur en chef : M. P. PARISOT, professeur à la Faculté de Médecine de Nancy. — Abonnement : Un an, du 1er Janvier, **12** francs. Pour les étudiants, **6** francs.

Archives italiennes de Biologie. — Publiées en français. Tomes I et II, 1882, **30** francs. Tomes III à LVI, 1883 à 1911, chacun **20** francs. Ces *Archives* paraissent sans périodicité fixe: chaque tome publié en 3 fascicules. — Les abonnements ne sont faits que pour 2 tomes à la fois, soit **40** francs.

Annales de Biologie. — Publiées par MM. J. ATHANASIU, professeur à la Faculté des Sciences de Bucarest; J. CANTACUZÈNE, professeur à la Faculté de Médecine de Bucarest; F.-J. RAINER, chef de Laboratoire à la Faculté de Médecine de Bucarest; P. BUJOR, professeur à la Faculté des Sciences de Jassy; G. MARINESCO, professeur à la Faculté de Médecine de Bucarest; E.-C. TEODORESCU, professeur à la Faculté des Sciences de Bucarest. **1re année, 1911**. — Les Annales de Biologie *paraissent en 4 fascicules de 96 pages chacun, formant à la fin de l'année un beau volume de 384 pages avec de nombreuses figures dans le texte et planches hors texte.* — Abonnement : Un an, pour tout pays. **20** francs. Prix d'un fascicule séparé, **6** francs.

Scientia. — *Revue internationale de Synthèse scientifique* (**5e année, 1911**). Comité de direction : MM. G. BRUNI, A. DIONISI, F. ENRIQUES, A. GIARDINA, E. RIGNANO. — Abonnement : Un an, **25** francs. — Scientia se publie en 4 numéros par an ne paraissant pas à date fixe; tous les mémoires originaux sont publiés en a

TABLE ALPHABÉTIQUE DES NOMS D'AUTEURS

Sont portés seulement sur cette liste les auteurs d'ouvrages entiers, ou directeurs de publications.

PATHOLOGIE ET THÉRAPEUTIQUE MÉDICALES

(*Extrait du catalogue.*)

BERGER (E.) et LOEWY (R.). **Les troubles oculaires d'origine génitale chez la femme.** 1 vol. in 16. . . . . 3 fr.

BONAIN (A.), chirurgien de l'hôpital civil de Brest. **Traité de l'intubation du larynx** *chez l'enfant et chez l'adulte.* 1 vol. in-16, avec 50 fig., cart. à l'anglaise. . . 4 fr.

BOUCHUT et DESPRÉS, professeurs agrégés à la Faculté de médecine de Paris, médecin et chirurgien des hôpitaux. **Dictionnaire de médecine et de thérapeutique médicale et chirurgicale.** 7e édit., très augmentée, revue par MM. les Drs Fernand Bouchut et G. Marion, professeur agrégé à la Faculté de médecine de Paris, chirurgien des hôpitaux. 1 vol. in-4°, avec 1097 fig. dans le texte : broché, 25 fr. — Relié. 30 fr.

CORNIL (V.) et BABES, professeur à la Faculté de médecine de Bucarest. **Les bactéries,** *leur rôle dans l'histologie pathologique des maladies infectieuses.* 3e édit., 2 vol. gr. in-8, avec 385 fig. en noir et en couleurs dans le texte et 12 pl. hors texte. 40 fr.

DESCHAMPS (Dr A.). **Les maladies de l'énergie.** *Les asthénies générales. Épuisements, insuffisances, inhibitions* (clinique thérapeutique). Préface de M. le Prof. Raymond. 2e édit., revue. 1 vol. in-8 (*couronné par l'Académie de médecine*). . . . . . . 8 fr.

DUFOUR (Dr H.), médecin de l'hôpital de la Maternité. **Manuel de pathologie.** *A l'usage des sages-femmes et des mères.* 1 vol. in-16. avec 54 grav. dans le texte et 14 pl. en coul. hors texte. . . . . 6 fr.

FINGER (Ernest), professeur à l'Université de Vienne. **La syphilis et les maladies vénériennes.** Traduit de l'allemand, avec notes, par les docteurs Doyon, P. et L. Spillmann. 3e édit. 1 vol. in-8, avec 8 pl. . . . . 12 fr.

GUÉPIN (A.). **Le traitement de l'hypertrophie sénile de la prostate.** 1 vol. in-12. 2 fr. 50

HÉRARD, CORNIL et HANOT. **La phtisie pulmonaire,** *étude anatomo-pathologique et clinique.* 2e édit. 1 vol. in-8, avec 65 fig. en noir et en couleurs et 2 planches. 20 fr.

KOLISCHER, professeur de gynécologie à Chicago Clinical School. **Les maladies de l'urèthre et de la vessie chez la femme.** Traduit de l'allemand par le Dr Beuttner. 1 vol. in-12, avec grav. cart. 4 fr.

LABADIE-LAGRAVE, médecin de la Charité, et LEGUEU, professeur agrégé à la Faculté de médecine de Paris, chirurgien des hôpitaux. **Traité médico-chirurgical de gynécologie.** 3e édit.. 1 vol. gr. in-8, avec 378 grav. dans le texte, cart. à l'angl. (*Couronné par l'Académie des sciences et par l'Académie de médecine*). . . . 25 fr.

LAGRANGE (Fernand), lauréat de l'Académie des sciences et de l'Académie de médecine. **La médication par l'exercice.** 2e éd. 1 fort vol. in-8, avec 69 gravures dans le texte et une carte coloriée hors texte. . . . . 12 fr.

— **Les mouvements méthodiques et la « mécanothérapie ».** 1 vol. gr. in-8, avec 57 gravures. . . . . 10 fr.

— **Le traitement des affections du cœur par l'exercice et le mouvement.** 1 vol. in-8, avec fig. et une carte coloriée. . . . . 6 fr.

LAUMONIER (J.). **Les nouveaux traitements.** 2e édit. 1 vol. in-16, cart. à l'angl. 4 fr.

LE DANTEC (F.), chargé de cours à la Sorbonne. **Introduction à la pathologie générale.** 1 fort vol. gr. in-8, avec fig. . . . . 15 fr.

LÉPINE (R.), professeur de clinique médicale à l'Université de Lyon. **Le diabète sucré.** 1 vol. gr. in-8. . . . . 16 fr.

LONDE (Dr P.), ancien interne des hôpitaux de Paris. **Essais de médecine préventive.** 1 vol. in-16, cart. à l'angl. . . . . 4 fr.

— **La médecine préventive du premier âge.** 1 vol. in-16, cart. à l'angl. . . . . 4 fr.

MACKENSIE (Dr J.), membre du Collège royal des médecins. **Les maladies du cœur.** Traduit sur la 2e édition anglaise par le Dr G. Françon, médecin consultant à Aix-les-Bains. Préface du Dr H. Vaquez, prof. agrégé à la Faculté de Médecine, médecin des hôpitaux de Paris. 1 vol. gr. in-8, avec 280 fig. dans le texte et hors texte. 15 fr.

MOSSÉ (A.), professeur de clinique médicale à l'Université de Toulouse. **Le diabète et l'alimentation aux pommes de terre.** 1 vol. grand in-8, avec graphiques. . . . 5 fr.

RICHET (Ch.), professeur à la Faculté de médecine de Paris. **L'anasphylaxie.** 1 vol. in-16. . . . . 3 fr. 50

SIMON (P.), professeur à la Faculté de médecine de Nancy. **Manuel de percussion et d'auscultation.** 1 vol. in-12, cart. . . . . 4 fr.

SPRINGER. **La croissance.** *Son rôle en pathologie. Essai de pathologie générale.* 1 vol. in-8, 1890. . . . . 6 fr.

UNNA, professeur à l'Université de Vienne. **Thérapeutique des maladies de la peau.** Traduit de l'allemand par les Drs Doyon et Spillmann. 1 vol. grand in-8. . 10 fr.

1317-13. — Coulommiers. Imp. P. BRODARD. — 9-13.

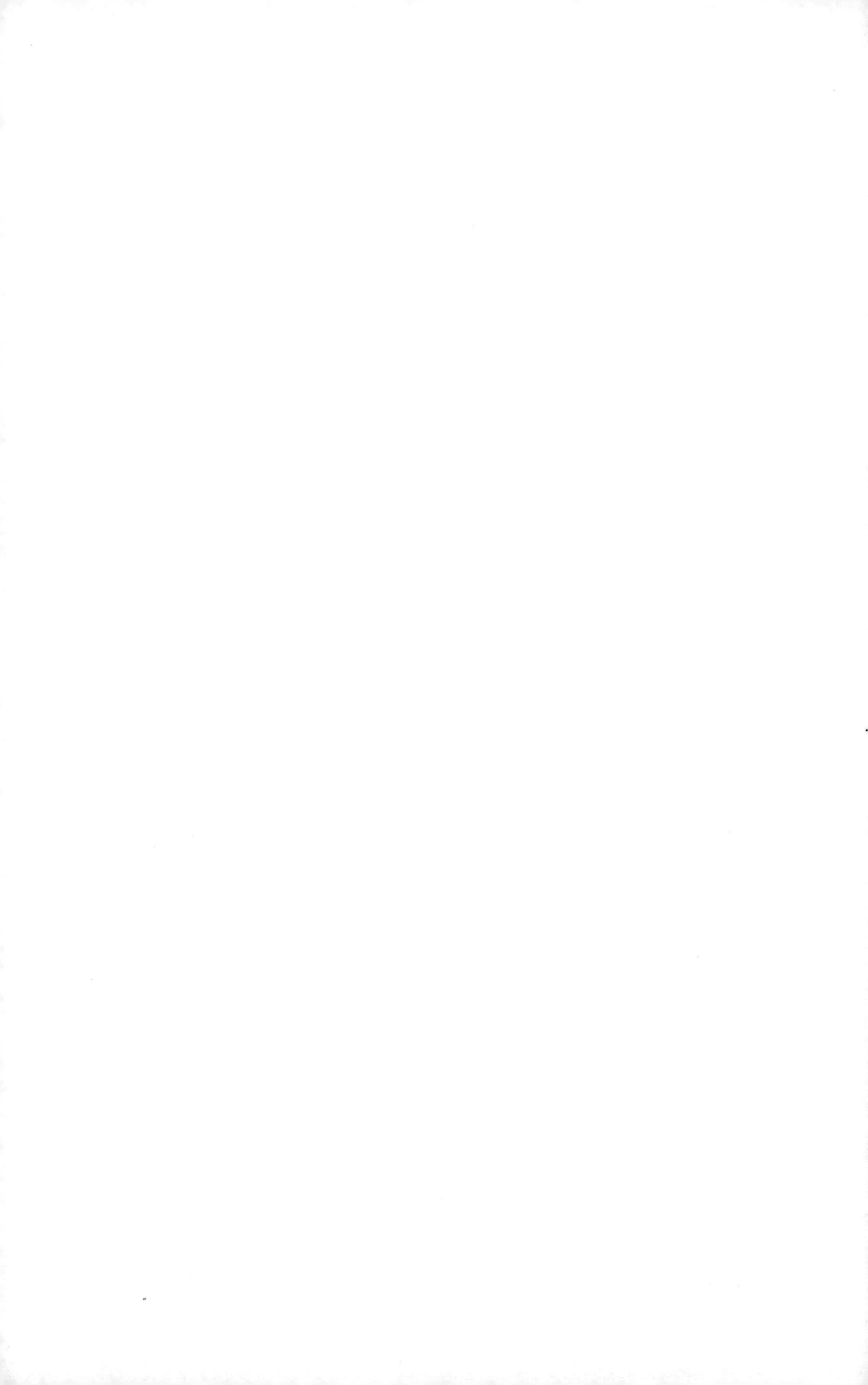

www.ingramcontent.com/pod-product-compliance
Ingram Content Group UK Ltd.
Pitfield, Milton Keynes, MK11 3LW, UK
UKHW020210250726
13967UKWH00003B/1390